Yoga Wege

Philosophie und Praxis der indischen Weisheitslehre

von Uwe Klein

2. Auflage Mai 2016

Inhaltsverzeichnis

Einleitung

Herzlichen Dank für Ihr Interesse an dieser Einführung in die Yoga Philosophie. Es ist ein Thema, das mich schon seit über zwei Jahrzehnten nicht mehr loslässt.

Es ist kein Lehrbuch im klassischen Sinne, vielmehr handelt es sich hier um eine Sammlung von Aufsätzen, die über einen längeren Zeitraum entstanden sind und sich den Yoga Wegen aus unterschiedlichen Richtungen nähern. Hierbei kann es auch schon mal thematische Überschneidungen geben.

Viel Freude beim Lesen wünscht

Uwe Klein

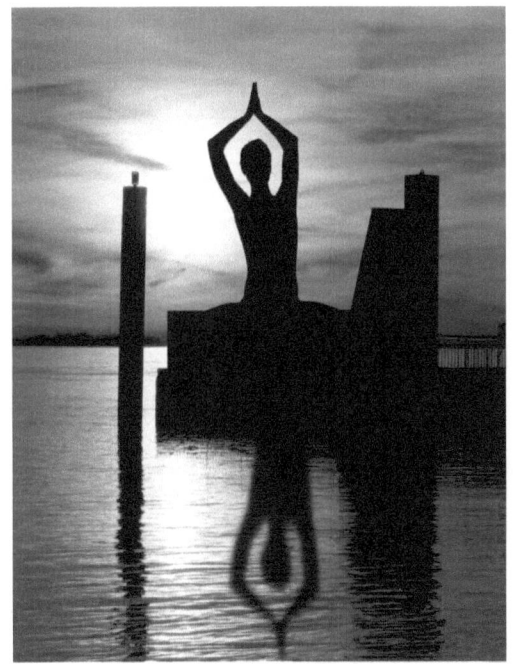

Yoga Wege

Das grundlegende Ziel von Yoga ist es, das Potenzial des Menschen vollends zu entfalten, in dem es ihn körperlich wie seelisch oder mental in perfekten Einklang mit Allem bringt. Entgegen der gängigen Meinung gibt es aber gleich mehrere Wege, dieses Ziel zu erreichen. Die bekanntesten Wege heißen Hatha Yoga, Jnanana Yoga, Bhakti Yoga, Karma Yoga und Raja Yoga sowie Kundalini Yoga.

An sich sind all diese Wege eng miteinander verbunden, zumal jeder Weg das Menschsein als solches auf ganz eigene Art und Weise anspricht. So liegt der Fokus des einen Weges zum Beispiel auf dem Körper, wohingegen ein anderer Weg eher den Geist und ein wieder anderer Weg vor allem die Emotionen anspricht oder anregt. Entsprechend ratsam ist es also, ausnahmslos jeden Weg, den Yoga als Ganzes offenlegt, zu gehen. Da dieses Unterfangen zwar unsagbar lohnend, aber auch sehr zeitintensiv ist, sollten vor allem Anfänger, die bislang noch überhaupt keine eigenen Erfahrungen mit Yoga sammeln durften, ihren Fokus zumindest zu Beginn noch auf einen einzigen Yoga Weg legen.

Ebenso sollten alle jene, die Yoga zur Selbsthilfe nutzen wollen, zuerst den Weg beschreiten, der für sie persönlich in ihrer individuellen Situation die größte Hilfestellung darstellt. Entsprechend wichtig ist es also, sich ein wenig näher mit den verschiedenen Yoga Wegen zu befassen, um so herauszufinden, welchen Weg man als Ersten gehen sollte.

Hatha Yoga

Hatha Yoga dürfte zumindest hierzulande der bekannteste Yoga Weg überhaupt sein. Sein übergeordneter Schwerpunkt liegt auf dem Harmonisieren des Körpers. Entsprechend dazu liegt der Fokus beim Hatha Yoga auch ganz klar auf Asanas genannten Körperübungen, die den Körper sowohl stärken, als auch geschmeidig machen.

Über die besagten Körperübungen hinaus umfasst der Weg Hatha Yoga aber auch eine Vielzahl an Atemübungen, die Pranayama genannt werden, und spezielle Techniken zur Tiefenentspannung. An sich sind auch die Ernährung und das positive Denken wichtige Eckpfeiler, die aber in westlichen Gefilden leider all zu sehr vernachlässigt werden. Allgemein gesehen darf Hatha Yoga aber als der ideale Einstiegsweg in das ganzheitliche System Yoga bezeichnet werden, zumal die weiteren Wege, die es zu gehen gilt, dank der besagten Körperübungen und der Atemtechniken viel leichter fallen werden.

Karma Yoga

Neben dem Hatha Yoga dürfte vor allem das Karma Yoga für Anfänger überaus interessant sein. Karma Yoga zeigt nämlich Möglichkeiten auf, wie man Yoga als solches trotz seiner alltäglichen Verpflichtungen und/oder Aufgaben nahtlos in sein Leben einbinden kann, um es dadurch zu bereichern. Die Schlüsselfunktion des Karma Yoga ist dabei, den Praktizierenden dazu zu bringen, alle seine Handlungen, wie belanglos sie auch scheinen mögen, bewusst auszuführen. Die übergeordnete Besonderheit ist dabei, dass man dank der bewussten Ausführung schnell feststellen wird, welche Handlungen wirklich belanglos sind und welche Handlungen für einen selbst oder für andere von größter Bedeutung sind.

Außerdem wird man mithilfe von Karma Yoga zunehmend die wahren Beweggründe hinter seinen Handlungen erfahren. Die Folge davon ist, dass man zunehmend nur noch Handlungen ausübt, die wirklich vom Herzen kommen, was in den meisten Fällen ein tiefes Gefühl der Zufriedenheit, Erfüllung und vielleicht sogar Erhabenheit nach sich zieht. Allgemein wird man viel glücklicher durchs Leben gehen, wenn man nach Möglichkeit nur noch das tut, was einem das eigene Herz vorgibt.

Bhakti Yoga

Man könnte sagen, dass Bhakti Yoga das Yin zum Yang des Karma Yoga ist. Wobei betont werden muss, dass Yin in diesem Zusammenhang nicht das Gegenteil, sondern als Ergänzung zu verstehen ist, welche zusammen mit dem Yang eine Einheit oder ein Ganzes bildet. Immerhin gilt Bhakti Yoga als der Weg des Herzens, über den die Gefühle ungehindert wie ein Fluss in seinem Flussbett fließen können. Die Besonderheit dabei ist, dass Bhakti Yoga echte Glücksgefühle freisetzt oder eben zum Fließen bringt, die man sonst eher selten in seinem Alltag erlebt.

Dabei reichen die Glücksgefühle vom kleinen Glück, das man beim Anblick einer schönen Blume empfindet bis hin zur absoluten Glückseligkeit, die sonst wohl nur junge Mütter erleben, die erstmals ihr Kind in den Armen halten dürfen. Die weiterführende Besonderheit von Bhakti Yoga ist, dass dabei keine Übungen im eigentlichen Sinn ausgeübt werden. Stattdessen umfasst es einfach alles, was einen selbst seiner Gefühlswelt und seinem Herzen näher bringt, sei es nun das vergnügte Singen, das vertiefte Lesen oder das liebevolle Ausführen besonderer Tätigkeiten oder Rituale, die einen selber oder andere glücklich(-er) machen.

Raja Yoga

Während der Fokus beim Hatha Yoga vor allem auf dem Körper liegt, geht es beim Raja Yoga in erster Linie um die menschliche Psyche mit all ihren Facetten. Entsprechend dazu werden beim Raja Yoga vor allem das Unterbewusstsein, der Verstand, das bewusste Denken und nicht zuletzt auch die Intuition mithilfe spezieller Übungen oder Techniken geschult beziehungsweise trainiert. Zu den besagten Übungen gehört neben der klassischen Meditation unter anderem auch mentales Training in Form von Visualisierungen und Affirmationen.

Auf den ersten Blick scheinen all diese Übungen und Techniken dazu, den Geist zu beruhigen, was gerade in der unsagbar hektischen und schnelllebigen Zeit von heute, in der man von Informationen geradezu überflutet wird, auch von unschätzbarem Wert ist. Darüber hinaus dient Raja Yoga aber auch dazu, den eigenen Geist und damit auch sich selbst besser zu verstehen. Außerdem erlernt der Yogi, also der Praktizierende, seine eigene Gedankenwelt zu ordnen und dadurch zu besänftigen.

Meine Buchempfehlung hierzu: **Der Aufstieg der Seele: Meditationsübungen des Raja-Yoga**

Jnana Yoga

Beim Jnana Yoga steht wiederum das Wissen als solches und die Suche nach Antworten auf grundlegende oder elementare Fragen im Mittelpunkt. Zu besagten Fragen kann zum Beispiel die Frage nach dem Sinn des Lebens oder die Frage danach, was uns nach dem Tod erwartet, gehören. Die entscheidendste Frage dürfte aber die Frage nach dem Selbst oder dem Ich sein. Anzumerken ist dabei, dass Jnana Yoga weit über das logische Denken oder reine Analysieren vermeintlicher Fakten hinaus reicht. Tatsächlich geht es beim Jnana Yoga vor allem darum, die unumstößlichen Antworten auf alle essenzielle Fragen mithilfe von tief reichenden Meditationen intuitiv zu erfahren oder zu erfühlen.

In diesem Zusammenhang muss auch gleich darauf hingewiesen werden, dass das meditative Erfahren oder Erlangen von Weisheit respektive Wahrheit auf der spirituellen Ebene derart überwältigend und zum Teil sogar beängstigend sein kann, dass man unbedingt im zuvor genannten Raja Yoga geübt sein sollte, bevor man sich auf den Weg des Jnana Yoga macht.

Kundalini Yoga

Kundalini Yoga ist ein recht schwerer, aber dafür auch unsagbar lohnender Weg, auf dem der Yogi anhand von fortgeschrittenen Atem- und Körperübungen sowie weiterführenden Reinigungs- und Stärkungstechniken erlernt, sein volles Energiepotenzial zu entfalten und gezielt einzusetzen, um dadurch das vermeintlich Unmögliche möglich zu machen.

Oft werden beim Kundalini Yoga sogar Fähigkeiten oder Talente zutage getragen, von denen der Praktizierende bestenfalls ahnte, dass er über sie verfügt. Somit werden ihm auch Möglichkeiten aufgezeigt, die ihm früher nie in den Sinn gekommen wären. Entsprechend dazu kann Kundalini Yoga wirklich das Leben zum Besseren ändern, sei es nun, dass man einen völlig neuen Lebensweg einschlägt oder fortan einfach die brachiale Urkraft namens Kundalini, die in letztendlich jedem Menschen wohnt, gezielt einzusetzen, um deutlich produktiver, effizienter oder erfolgreicher als jemals zuvor zu werden.

Wobei zu betonen bleibt, dass Kundalini Yoga genau das Ziel hat, zu dem auch die anderen Yoga Wege führen. Nämlich das Ziel, ein in sich ruhender, tief glücklicher Mensch zu sein, der im perfekten Einklang mit sich selbst und seiner Umwelt lebt und endlich sein volles Potenzial entfalten kann.

Kleine Denkanstöße zum Abschluss

Außenstehenden fällt es schwer zu glauben, wie mächtig Yoga tatsächlich sein kann. In Anbetracht der zuvor genannten Auswirkungen, die es haben kann, ist das auch nicht weiter verwunderlich. Mutet es doch allzu leicht wie eine mystische Fantasterei an, die jegliche Grundlage auf rein wissenschaftlicher Ebene vermissen lässt. Tatsächlich gibt es aber zahllose Studien, die die durchweg positiven Einflüsse, die Yoga auf wirklich alle Bereiche des Menschseins haben kann, unumstößlich beweisen. Davon abgesehen wird jeder für sich schnell erfahren, wir wirkungsvoll Yoga sein kann, wenn es nur richtig praktiziert wird.
Entsprechend dazu sollten Interessierte wie Zweifler oder Skeptiker, die ihr körperliches, energetisches, emotionales und/oder geistiges Potenzial schon immer vollends entfalten wollten oder aber Möglichkeiten aufgezeigt bekommen wollen, ihren Tag effizienter zu gestalten und dabei glücklicher als jemals zuvor zu sein, Yoga einfach eine Chance geben.

Die abschließende Empfehlung ist dabei, im Zweifelsfall verschiedene Yoga Wege anzutreten, um so herauszufinden, über welchen Weg der Einstieg in das ganzheitliche Yoga am leichtesten fällt. Man muss ja nicht auf Anhieb jeden einzelnen Weg bis zum Ende gehen, zumal Yoga nicht bloß eine Aneinanderreihung verschiedener Übungen oder Techniken, sondern viel mehr eine Lebenseinstellung ist, die schnell zu einem Lebensgefühl wird, die auf unzähligen Ebenen unsagbar bereichernd sein kann.

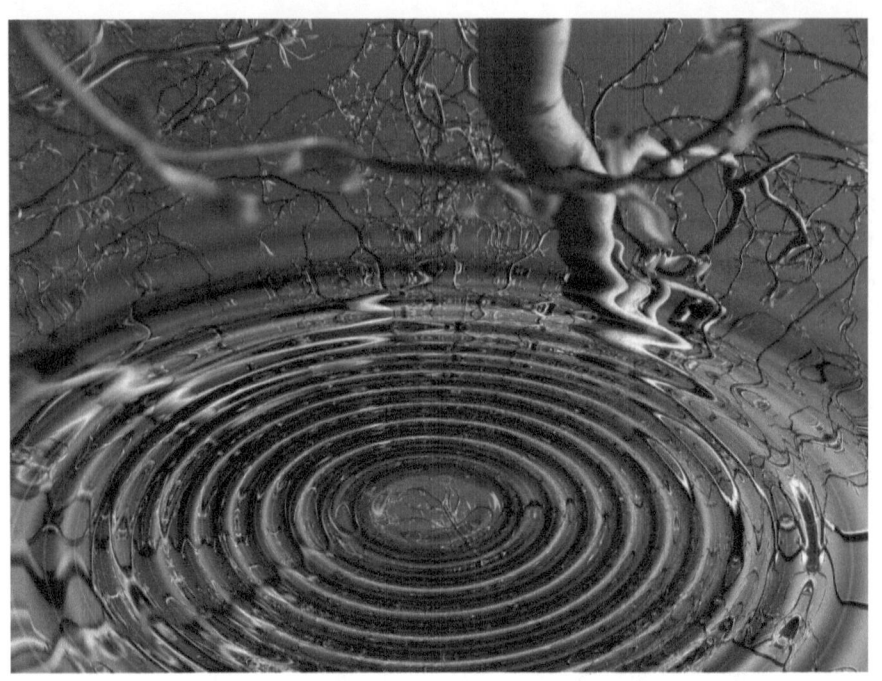

Was ist Yoga?

Yoga, das sind doch diese Körperübungen? Oder sind es nicht eher Konzentrationsübungen und Meditationen? Die Antwort lautet: Yoga, die "Wissenschaft vom Menschen" ist alles das und noch viel mehr. Durch bestimmte Bewegungsabläufe und Körperübungen durch Konzentration, Meditation, Atemfluss, bewusste Ernährung und eine geänderte Lebenseinstellung lässt sich durch Yoga Harmonie von Körper, Geist und Seele erreichen. Yoga macht also im wahrsten Sinne des Wortes nicht nur gesünder, sondern auch glücklicher!

Eine zweitausend Jahre alte Lehre aus Indien

Yoga, die Lehre von Einheit und Harmonie, ist ein sehr altes Übungssystem, das seit mehr als zweitausend Jahren zunächst in Indien, später auch im restlichen Asien ausgeübt wurde. Seit einigen Jahrhunderten spielt es auch in Westeuropa und Amerika eine wichtige Rolle für Gesundheit und Harmonie des Menschen. Yoga besteht aus einer großen Reihe von verschiedenen Körperübungen, Atemtechniken und Veränderungen des Lebensstils.

Sie trainieren den Körper und machen den Geist frei. Sie helfen dem Menschen, zu seiner eigenen Mitte und zu Selbsterkenntnis zu gelangen - und in Harmonie mit dem ganzen Kosmos zu leben. Ein wesentlicher Bestandteil von Yoga ist die Lebenseinstellung, die zu einer Erweiterung des Bewusstseins führt, die positive Ausstrahlung erhöht und schlafende Energien freisetzt.

Warum ist Yoga auch heute noch so aktuell?

Im europäischen Raum wird Yoga in erster Linie als körperliches Trainingsprogramm durchgeführt. Die Trainierenden erreichen durch die Übungen größere Beweglichkeit und Ausdauer, sodass Yoga durchaus als Fitnessprogramm dienen kann.

Yoga kann jedoch noch viel mehr, und das wird in einer Zeit, in der der Stressfaktor so hoch ist wie noch nie, immer wichtiger. Durch die Veränderung der gesamten Einstellung zur Umwelt, zum Leben, ja zum ganzen Kosmos findet der Mensch zu sich selbst und ist besser gewappnet gegen die Herausforderungen des Alltags.

Eine größere Ruhe schützt vor zu viel Stress. Allein dadurch lässt sich die Widerstandskraft des Körpers erhöhen. Angst und Verspannungen lassen sich durch die Übungen und die richtigen Atemtechniken abbauen. Geübte Yoga-Trainierende können allein durch eine veränderte Atmung auf Stress, Angst und Frust reagieren und unangenehme Anspannung so gezielt bekämpfen.

Haltungsschäden vorbeugen oder vermindern

Selbst bei akuten Schmerzen ist Yoga eine natürliche Schmerztherapie ganz ohne Nebenwirkungen. Viele Schmerzen gerade im Nacken und Rücken sind nicht nur auf Stress, sondern auch auf eine falsche Körperhaltung und damit verbundene Verspannungen zurückzuführen. Durch die Yoga-Übungen entwickelt sich ein neues Gefühl für den Körper, sodass sich eine gute Körperhaltung fast von allein einstellt.

Wer einmal erlebt hat, wie lindernd sich Yoga auf Rückenschmerzen, Nackenschmerzen oder Kopfschmerzen auswirkt, wird dieses Gefühl der Selbsthilfe nicht mehr missen mögen. Einige Yoga-Stellungen wie Schulterstand und Fisch wirken sich positiv auf die Hormondrüsen aus. Sie tragen dazu bei, den Hormonhaushalt zu regulieren. Yoga schafft es auf natürliche Weise, Frust abzubauen, mit Enttäuschungen fertigzuwerden und sich allgemein ausgeglichener und glücklicher zu fühlen.

Von Asanas und Pranayamas bis zu Kriyas und Dharanas

Wer sich das erste Mal auf das Abenteuer Yoga einlässt, wird mit vielen neuen Begriffen konfrontiert. Was sie bedeuten, erfahren Sie zur Gänze erst, wenn Sie sich von einem Yogameister unterweisen lassen. Ein kurze Erläuterung der wichtigsten Begriffe, die beim Yoga eine Rolle spielen:

Yogi/Yogini: Männer, die Yoga betreiben, werden in Asien als Yogi, Frauen als Yogini bezeichnet. Außerhalb von Asien werden nur die Meister und Lehrer Yogi genannt.

Asanas sind Körperübungen und vor allem deren Haltungen, die die körperliche Beweglichkeit und die Körperhaltung verbessern.

Vinyasa, häufig auch Flow genannt, sind die Bewegungsabläufe, bei denen fließende Bewegungen und die Pranayamas genannten Atemübungen miteinander verbunden werden.

Kriyas werden Reinigungsübungen genannt. Sie dienen in erster Linie der Reinigung der Ausscheidungsorgane, um Blockaden aufzulösen und den Körper zu entgiften. Ziel ist es, die Körpersäfte frei fließen zu lassen.

Dharanas: Konzentrationsübungen stellen die Vorstufe zur Meditation dar. Hier lernen Yoga-Schüler, sich nicht durch äußere Umständen vom Meditieren ablenken zu lassen.

Dhyana: Meditationen bieten dem Körper die Möglichkeit, zur Ruhe zu kommen, innere Einkehr zu halten.

Svadhyaya bedeutet eine ständige Selbsterforschung, also ein "In sich hinein hören", das alle Übungen begleiten soll.

Chakra, oder als Mehrzahl Chakren, bezeichnet die Energiezentren, die den materiellen Körper und den subtilen Körper, auch Astralleib, verbinden.

Hatha-Yoga - der beste Einstieg

Es gibt nicht nur das eine Yoga. Das Übungssystem besteht aus einer Reihe von unterschiedlichen Wegen, die verschiedene Schwerpunkte haben und sich im Laufe der Zeit auch ändern können. Der wohl bekannteste Weg ist das Hatha-Yoga, das sich vor allem für Anfänger eignet. Es basiert auf der Grundidee, dass der Körper der Tempel des Menschen ist und entsprechend gepflegt und verehrt werden soll.

Hatha bedeutet "kraftvoll" oder auch "bewusst" und setzt vor allem auf körperliche Bewegungen, die im Zusammenspiel mit Meditation, Atemübungen und Tiefenentspannung den besten Einstieg ermöglichen. Hierbei wird die körperliche Fitness erhöht und eine Bewusstseinsveränderung in Hinblick auf Ernährungs- und Lebensgewohnheiten eingeleitet.

Kundalini-Yoga - das Yoga der Energie

Kundalini-Yoga wird auch als Yoga der Energie bezeichnet und ist genaugenommen die Grundlage für das Hatha-Yoga. Es setzt auf die Ganzheitlichkeit des Körpers und weckt die schlafenden Energien des Körpers. Meditationen und Übungen gehören auch hier zum Programm. Außerdem spielen Ernährungsregeln eine wichtige Rolle.

Kundalini-Yoga stärkt nicht nur die körperliche, sondern auch die geistige und seelische Seite des Menschen. Es ist leichter, diese Form des Yoga zu praktizieren, wenn grundlegende Kenntnisse aus dem Hatha-Yoga vorhanden sind. Eine gewisse Disziplin ist vonnöten, um das Ziel des Kundalini-Yoga zu erreichen: Bewusstsein zu erweitern, geistige Ausstrahlung zu erhöhen, Lebensenergie zu wecken, also nicht weniger als das Leben und das Sein zu bereichern.

Für wen eignet sich Yoga?

Yoga ist für alle Menschen geeignet. Weder Alter, noch Krankheit, noch Geschlecht spielen eine Rolle. Auch in hohem Alter können Menschen beginnen, Yoga zu erlernen und zu trainieren. Bei Beschwerden oder Problemen einzelner Personen lassen sich alle Übungen auf den Gesundheitszustand des Yogi oder der Yogini abstimmen.

Wer zum Beispiel nicht längere Zeit auf einem Bein stehen kann, für den finden sich andere Übungen, die diesen Umstand wieder ausgleichen. Weder besondere Kleidung noch ein bestimmter Raum sind notwendig. Wichtig ist nur, dass weder Kleidung noch Raum den Übenden einengen. Grundsätzlich lässt sich Yoga auch selbst erlernen. Bücher oder Videos bieten dabei Unterstützung. Es ist jedoch von Vorteil, wenn ein erfahrener Yoga-Lehrer die ersten Unterweisungen durchführt.

Gerade bei einem ganzheitlichen Ansatz kommt es nicht nur auf die richtige Durchführung der Übungen, sondern auch auf die Umstellung des Alltags und der Ernährung an. Yoga-Unterricht in Gruppen bietet darüber hinaus eine Stärkung des Gemeinschaftsgefühls, die auch den Einzelnen stärkt.

Haben Sie die Grundbedingungen erst einmal eingeübt, können Sie das Training an jedem Ort Ihrer Wahl und zu jeder Zeit durchführen. Anfangs sollte die Umgebung möglichst reizarm sein, damit die Konzentration auf die Übungen leichter fällt. Später können Sie Ihr Yoga-Training an fast jedem Platz durchführen.

Wissenschaftlich anerkannter Nutzen

Dass die beim Yoga erlernten Atemübungen und Körperhaltungen tatsächlich Stress abbauen können, lässt sich wissenschaftlich nachweisen. Auch bei Erfolg der Behandlung von Rücken-, Nacken- und anderen Schmerzproblemen durch Yoga ist unbestritten. Nicht umsonst werden die Kosten für Yoga-Kurse ganz oder teilweise von den meisten Krankheiten im Rahmen der Vorsorgeprogramme übernommen.

Yoga macht Spaß

Nicht zuletzt macht Yoga tatsächlich Spaß. Da sich alle Übungen individuell auf den Menschen entstellen lassen, gibt es keine Überforderung. Statt dessen wächst im Laufe der Zeit die Befriedigung, nicht nur etwas für den Körper, sondern auch etwas für Geist und Seele zu tun. Für alle Menschen, die ihre Gesundheit positiv beeinflussen, die Stress abbauen und zu einem ausgefüllten harmonischen Alltag finden möchten, ist Yoga die beste Möglichkeit, diese Ziele auf sanfte Weise zu erreichen. Yoga macht glücklich - probieren Sie es aus!

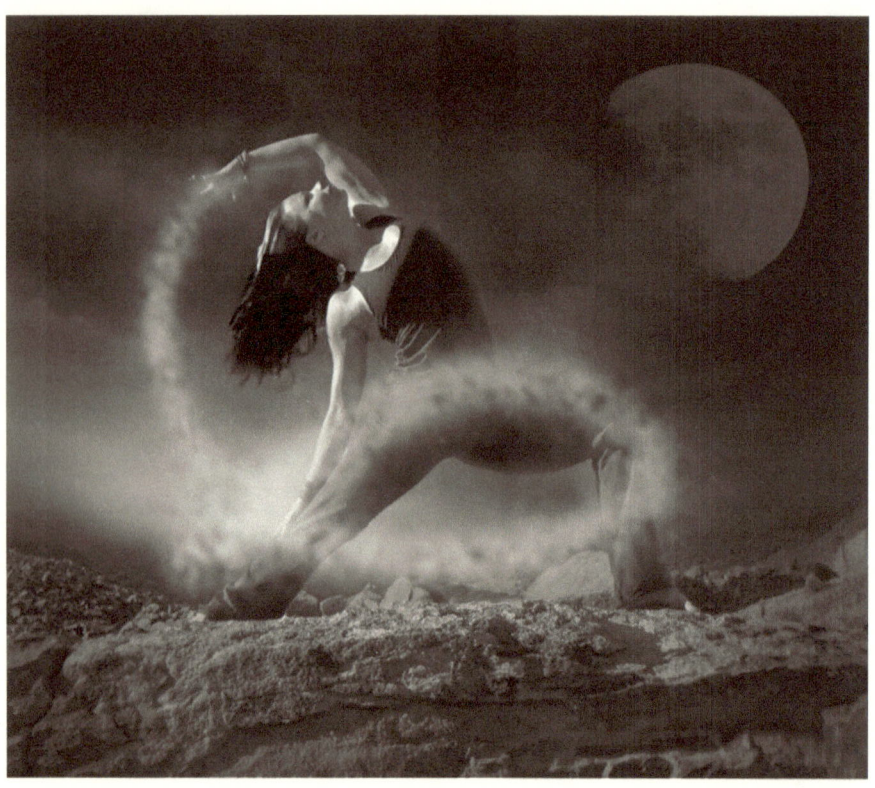

Die Philosophie des Yoga

Die Yoga-Philosphie liegt den Vorstellungen zugrunde, dass das wahre Selbst des Menschen mit einer positiven Sicht aus Glückseligkeit (Ananda) besteht. Ferner gibt es drei Hauptrichtungen, welche aus dem klassischen Yoga, Tantra und Advaita Vedanta bestehen. Darüber hinaus spielen der Buddhismus und der Hinduismus eine grundlegende Rolle im Yoga.

Die Grundlagen des Vedanta und die Upanishaden

Im vedischen Text Riga Veda begegnet uns das Wort Yoga zum allerersten Mal. Die Veden gelten als eine der fundiertesten Texte weltweit, denn sie wurden vor rund 3500 Jahren verfasst. Aus vier Büchern bestehend beinhaltet der Text Formeln, Lieder und Hymnen und ist sehr philosophisch aufgebaut. Für die Veden bedeutet das Wort Yoga Vereinigung und Disziplin. Zudem liegen in den Upanishaden die Ur-Wurzeln der Philosophie des Yogas namens Vedanta.

In den Upanishaden befindet sich eine Zusammenfassung von Schriften, die über einen gewissen Zeitraum zwischen 600 v. Christus und dem Jahr 1900, angesammelt wurden. Einige Upanishaden besagen, dass alles aus Braham (höchste Realität) gemacht wurde und auch alles dort hin zurückgeführt wird. Ferner ist das Braham aber auch das Ataman (Selbst) das Symbol, welches für das Herz des Menschen steht. Die Basis für das Advaita Vedanta ist die Ansicht, dass Braham die Welt symbolisiert.

Ein Chandogya Upanishad Beispiel sagt aus, dass das Atman in jeden Menschen existiert, aber dennoch von Körper und Geist zu trennen ist. So wird Yoga in der Katha Upanishad als eine Art Halt für den Geist bezeichnet, welches unserer heutigen Vorstellung von Yoga am nähesten kommt.

Die drei Wege des Yogas und die Bhagavad Gita

Das Yoga bekam vor circa 200 Jahren, durch das Werk der Bhagavad Gita, eine klare Struktur. In dem Meisterstück wird Yoga als eine Art Werkzeug vorgestellt, um gesund zu werden und dadurch das Leben mit einer klaren Einsicht genießen zu können.

Hierbei werden die folgenden drei Wege definiert:
1. Der Weg des Wissens - Jnana Yoga
2. Der Weg des Handelns - Karma Yoga
3. Der Weg der Liebe - Bhakti Yoga

In der Geschichte des Bhagavada Gita, oder auch einfach nur Gita bezeichnet, geht es um ein Gebiet bei dem heutigen New Delhi. Ferner handelt die Erzählung von einem Gespräch zwischen dem Prinzen Arjuna sowie seinem Wagenlenker, welcher eine Art Inkarnation Vishnus durch Krishna widerspiegeln soll. Krishna ist der hinduistische Gott und stellt eine Inkarnation von Vishnu dar, der einer der Götter Indiens ist. Die Handlung in dem Gespräch ist, dass Prinz Arjuna einen Krieg gegen seine Verwandten führen muss, aber in dem Augenblick, in welchem die Schlacht beginnen soll, er den Mut verliert und seine Waffe aus der Hand fallen lässt.

In dem Moment darauf diskutieren die beiden mitten in der Schlachtszenerie über die Pflichten eines Kriegers und sprechen über Ethik und religiöse Fragen. Das Resultat des Gespräches ist, dass die drei Pfade des Yogas erkannt werden, welche bis heute die Grundlagen sowie die Philosophie des Yogas darlegen.

Das Yoga Sutra und das klassische Yoga

Der Autor des Textes der klassischen Periode vom Yoga Sutra ist ein mysteriöser Herr mit dem Namen Patanjali, welcher im 5. Jahrhundert lebte. Er fügte seine Texte zu den bereits bestehenden Texten der Yoga Tradition als Ergänzung hinzu. Seine Aufgabe lag darin eine Strömung an Ideen zu systematisieren als auch eine Zusammenfassung des bereits existierenden Yogas Sutras zu erstellen. Ferner wird angenommen, dass Pantanjali vom Buddhimus beeinflusst wurde, denn es existieren Konzepte, die für den Hinduismus als auch für den Buddhismus maßgebend sind.

Darunter fallen:
- Auflösung und Auslöschung - nirvana und nirodha
- Unbehagen und Leiden - duhkha Sanskrit und dukkha Pali

Übersetzt bedeutet das Wort Sutra Faden und stammt vom lateinischen "sutre" ab. Beim Yoga Sutra soll dies, die in einem philosophischen schwebenden Teppich kurzen Worte der Weisheit, widerspiegeln. Ferner besteht das Yoga Sutra aus circa 200 Sutras, die sich in vier Teilen befinden. In dem zweiten Sutra lassen sich alle Teile gut zusammenfassen, denn dieses besagt "Yoga ist das zur Ruhe kommen der Bewegung des Geistes".

Der weitere Text stellt eine Analyse der Sutra-Prinzipien dar. Die Pantanjali-Sutras sind dazu bestrebt, die Emotionen sowie den Geist Stück für Stück still werden zu lassen. Die Idee dahinter ist, dass Dinge die den Geist trüben wieder gelöscht werden sollen, sodass eine absolute Kondition der Konzentration erreicht werden kann, nämlich den wertvollsten Zustand der Natur namens Prakri. Sobald wir Menschen diese Kondition erreicht haben, stehen wir in direkter Einsicht mit unserem wirklichen Selbst und können Kontakt mit unserer Seele aufnehmen.

Das Ashtanga Yoga

Yoga Sutra ist für seine acht Stufen bekannt, in welchen man zur Freiheit und geistigen Ruhe gelangt. Dieser Pfad wird auch als Ashtanga Yoga bezeichnet. Denn Ashtanga bedeutet "acht" und anga bedeutet so viel wie "Ast/Glied". Im modernen Yoga werden alle acht Stufen parallel durchlaufen, während im traditionellen Yoga erst eine Stufe abgeschlossen werden musste um den Geist, die Gesundheit sowie den Körper eines Yogis zu erreichen. Die acht Teile sind als Art Meilensteine beziehungsweise Checkliste zu verstehen, denn sie dienen zur spirituellen Entwicklung und sind hilfreich zur Erkenntnis des Selbst. Ferner sind alle acht Stufen die Basis dafür, um eine Balance im Leben zu erzielen.

Das Vedanta

Vedanta bedeutet das Ende der Vedas, wobei die Vedas ein Teil des Upanishaden ist. Ferner wurde Vedanta als philosophische Schule um das Jahr 600 herum berühmt. In der Zeit entstand mit dem Philosophen Samskara der nicht-dualistische Ansatz Advaita Vedanta. Mit der eingehenden Interpretation von Samskaras Auffassung der Upanishaden ist die absolute Realität (nirguana brahman) dann vorhanden, wenn die vollständige Übereinstimmung mit dem Atman (Selbst) und dem Brahaman (unpersonellen Absolutem) passiert ist. Bei der Advaita Vedanta gibt es keine Trennung der Welt. Ganz im Gegenteil, wir Menschen besitzen das Selbst im Einklang mit dem Absoluten.

Das Tantra Yoga

Um das siebte Jahrhundert herum ergab sich eine neue spirituelle Sichtweise. Der Körper wurde als eine Art Katalysator interpretiert, damit die Glückseligkeit oder das Göttliche erkannt werden kann. Die erste Yoga-Art, welche diese Sicht erkannte, war das Tantra Yoga. Übersetzt bedeutet Tantra erweitern/ausdehnen. Des Weiteren besteht Tantra Yoga heutzutage weiterhin im Hinduismus als auch um Buddhismus.

Die Inhalte der 64 Tantra Texte gehen in diverse Richtungen wie:
- Rituale
- Magie
- Reinhaltung und Reinigung des Körpers
- Sexualität
- Physische Techniken
- Abbilden des esoterischen Körpers mit den Chakren

Der Körper wird im Tantra Yoga nicht als Hindernis, sondern als Werkzeug bezeichnet, denn aufgrund dessen, dass wir einen Körper haben, können wir auch zur Erleuchtung gelangen. Menschliches Leid ist deshalb auf diese Theorie zurückzuführen, da wir uns separiert von unserem Selbst sowie weiteren menschlichen Kreaturen erleben. Zudem vereint der Körper Gegensätze und Widersprüche wie gut und böse oder weiblich und männlich. Das Ausüben des Tantra Yogas sorgt dafür, dass der Mensch vom Leid befreit wird. Außerdem soll das physische Dasein in die spirituelle Realität integriert werden.

Das Denken des Tantras wird gemäß einer oft wiederholten Redensart wie folgt beschrieben: "Samsara gleicht dem Nirvana". Dies bedeutet so viel wie, dass die Wiedergeburt (Samsara), der Freiheit (Nirvana) aber auch der Erleuchtung gleicht. Alles was wir Menschen für eine spirituelle Erleuchtung benötigen, ist bereits existent in dem Körper, den wir besitzen und in der Welt, in der wir unser Leben führen.

Im Sinne der tantrischen Philosophie ist der blitzartige Erfolg stets möglich. Begraben liegt der Samen unserer eigenen Befreiung in der Kundalini Shakti und Kundalini Kraft, in Form einer zusammengerollten Schlange, an der Wirbelsäule. Diese Fähigkeiten ruhen zu jeder Zeit und ein Leben lang in dem Menschen, folglich bedarf es für eine spirituelle Erleuchtung keine spirituelle Kraft von außen. Mit dieser Denkweise entstand das Chakra-System im Tantra Yoga.

Insbesondere im Tantra Yoga wird die Lebensenergie und Lebenskraft (Shakti) der Frauen verehrt. Während die männliche Kraft (Shiva) dem gleichnamigen Gott entspricht und am Kopf ruht, liegt die weibliche Kraft (Shakti) auf der Wirbelsäule. Die Kundalini Energie ist in Bewegung sobald sich Shiva in Richtung Shakti bewegt. Im heutigen Kundalini Yoga kommen die vereinten Kräfte von Shiva und Shakti zum Einsatz und zur Vereinigung. Ferner wird der Körper nicht mehr als Problem gesehen, sondern als etwas Göttliches wodurch signifikante Experimente im Tantra Yoga durchgeführt werden dürfen. Durch das Tantra Yoga wurde der Körper als ein positives Symbol wahrgenommen und der Weg zum Hatha Yoga geschaffen.

Das Hatha Yoga

Das Hatha Yoga ist die bekannteste Art dergleichen und bedeutet so viel wie kraftvoll. Darüber hinaus steht es im engen Zusammenhang zu den tantrischen Gegensätzen. Ha steht für die Sonne und tha für den Mond. Wie auch im Tantra Yoga bereits, soll auch im Hatha Yoga die Kundalini Shakti geweckt werden.

Die Übungen erstrecken sich über folgende Beispiele:
- Körperübungen - Asanas
- Energieverschlüsse und muskuläre Kontrolle - Bandhas
- Reinigende Techniken - Kriyas
- Verschlüsse und Siegel - Mudras
- Atemtechniken - Pranayama

Ferner soll beim Hatha Yoga die innere Kraft angeregt werden, mit einem angenehmen Nebeneffekt, dass sich nach dem Ausüben die Gelenke und Muskeln angenehmer anfühlen. Zudem gelten die philosophischen Ströme des Hatha Yogas als Inspiration in den Bereichen der Körper- und Atemübungen sowie den reinigenden Techniken. Aber auch als Perspektivenwechsel, um unsere Weltansicht mit anderen Augen zu betrachten, ist das Hatha Yoga hervorragend geeignet.

Die Wurzeln des Yoga

Heute genießen Yoga Anhänger die ganzheitlichen Übungen auf der ganzen Welt. Zahlreiche Richtungen entwickelten sich aus der einstigen Urform, wie sie im alten Indien bereits anzutreffen war. Bereits erste Wurzeln des Yoga verdeutlichen sein tief im Herzen verankertes Anliegen.

So wird der Körper durch die einzelnen Übungen, Asanas genannt, ganzheitlich wahrgenommen. Er erfährt eine tiefe Entspannung, welche zur Heilung führen kann. Diese seelischen Reaktionen verbinden Körper und Geist auf harmonische Weise. In diesem Sinne beleuchten folgende Worte den Ursprung des Yoga seit den frühesten Wurzeln bis zum heutigen Tage.

Ethymologische Herkunft des Begriffs

Das Wort Yoga entstammt der Sanskritwurzel "yui" und bedeutet so viel wie vereinen, fesseln, konzentrieren, binden oder die Aufmerksamkeit leiten. Gegenwärtig wird dieser Begriff vorrangig mit dem Wort "Gespann" übersetzt. Im Englischen ist der Begriff "yoke" mit ähnlicher Bedeutung zu finden, wie im Lateinischen "jugum". Dennoch wird das Wort an für sich auf verschiedene Weise verwendet.

In der westlichen Welt bezieht sich "Yoga" in den meisten Fällen auf die praktische Ausübung einzelner Übungen. Von seinen Wurzeln her impliziert Yoga jedoch auch die Verbindung des Individuums mit dem Göttlichen. Dies geschieht durch eine Besänftigung der eigenen Gedankenwellen im Geist.

Geschichtliche Entwicklung des Yoga

Es gibt wissenschaftliche Belege dafür, dass einzelnen Methoden aus dem Yoga bereits viele Jahre vor der eigentlichen Begriffsbildung verwendet wurden. Experten vermuten, dass eine Vorform des Yoga bereits durch die vorarische Indus-Kultur etwa 3.000 bis 1.800 Jahre vor Christus praktiziert wurde. Ab 1.800 wanderten die Arier in Indien ein. Ab diesem Zeitpunkt begannen die Menschen den Vedismus, die älteste Form des Hinduismus, im Alltag zu leben. In vedischen Schriften sind vereinzelt versteckte Hinweise auf eine Vorform des Yoga zu vermuten.

Dennoch können diese nicht mit Sicherheit nachgewiesen werden. Forscher schließen aus diesen Zeugnissen unserer Vorfahren, dass Yoga während dieser Zeit nur vereinzelt praktiziert wurde. Es liegt nahe, dass sich nur wenige Menschen sich auf die Suche machten, um das Heil zu erfahren. Deshalb ist es ebenso wenig möglich, den ersten Yogi zu bestimmen. Schließlich stellten dies Personen nur gesellschaftliche Randgruppen dar. Dennoch traten Vorformen des Yoga bereits in frühester indischer Religionstradition auf.

Kurz vor dem Ende des Vedismus etwa 900 vor Christus wurde das hiesige indische Land durch zahlreiche politische, soziale als auch gesellschaftliche Veränderungen erschüttert. Dadurch begannen viele Menschen damit, ihre eigene Religion neu zu überdenken. Im Mittelpunkt der Betrachtungen standen meist die überlebenswichtigen Fragen nach dem Glück und der eigenen Zufriedenheit.

Ganzheitliche Entwicklung des Yoga

Aus den eben aufgeführten historischen Eckpunkten heraus entwickelten sich drei bedeutende Prinzipien. Zum einen existiert im Yoga der Glaube an einen Kreislauf der Wiedergeburten. Samsara vereint dabei alle Lebewesen in einem gemeinsamen Kosmos.

Das Karma-Prinzip beinhaltet den Glauben an eine Vergeltung nach allen Taten. Gemäß dem dritten Prinzip namens Moksa existiert zudem der Glaube daran, dass ein individueller Ausstieg aus diesem Kreislauf der Wiedergeburten sowohl möglich, als auch notwendig ist. Dies gelingt allerdings nur die eine individuelle Befreiung der Persönlichkeit.

Damit ein Individuum diesen Anforderungen gerecht werden kann, sind im Voraus Kenntnisse über mögliche Wege notwendig. Die Systemverbesserung kann in diesem Fall ein Guru durch die Unterrichtung seines Schülers mit anstoßen. Als Guru bezeichnet diese Lebenslehre einen im Yoga erfahrenen Lehrer.

Im Verlaufe der Zeit entwickelten sich verschiedenste Heilwege, welche sich alle in drei Gruppen einordnen lassen. Der philosophische Weg sieht die Erkenntnis als alleinige Wahrheit auf dieser Erde. Des Weiteren kann die Erfüllung einer religiösen Ordnung auch mithilfe alter Gebete und guter Taten erreicht werden. Zu guter Letzt dient auch das Praktizieren von Yoga als täglicher Begleiter auf dem Weg zum Heil. Dabei genießt der Mensch verschiedene Übungen für Geist und Körper.

Der philosophische Weg in Verbindung mit Yoga galt zu damaligen Zeiten als etwas Innovatives. Erstmalig wurde die Religion quasi verinnerlicht und das Opfer wurde im Inneren des Körpers erbracht. Dabei bot Yoga eine klar strukturierte Linie während der individualisierten Suche einzelner. Schlussendlich begann Yoga, sich ab diesem historischen Höhepunkt in verschiedene gesellschaftliche Schichten des damaligen Indiens zu verbreiten.

Der Weg des Patanjali

In Indien existieren sechs orthodoxe Systeme. Yoga ist eines von diesen Philosophien. Patanjali führt die einzelne Methoden und Formen des Yoga zusammen und vereinte sie in den Yoga Sutras. Das klassische Werk besteht aus 185 kurzen Aphorismen. Für Yoga Schüler gelten die Sutras des Patanjali als sichere Wegweiser, um schließlich ihr höchstes Ziel zu erreichen. Gleichzeitig fügt Patanjali hinzu, dass dieser Weg jedoch nur beschritten werden kann, wenn sich Menschen ausführlich und von ganzem Herzen mit ihm beschäftigen.

Die Lehre des Yoga beinhaltet die Übermittlung, das Verständnis und die Weitergabe dieses Wissen. Lehrer vermitteln ihren Schülern klassisches Wissen. Diese lassen es intensiv auf sich wirken. Schließlich geben sie dieses nach Patanjali erst weiter, wenn sie dieses ausreichend verinnerlicht haben. Der Weg des Patanjali besteht aus acht Stufen.

1. allgemeine Ordnung: Yama
2. besondere Ordnung: Niyama
3. rechte Sitzhaltung: Asana
4. Atem-Achtsamkeit: Pranayama
5. Zurückziehen der Sinne: Pratyahara
6. Sammlung: Dharana
7. Reine Beobachtung: Dhyana
8. Einssein: Samadhi

Verschiedene Wege mit Yoga

In Deutschland wird Yoga hauptsächlich mit der dritten Stufe des Patanjali verbunden. Es konzentriert sich auf das Ausführen von Asanas, den verschiedenen Körperhaltungen. Grundsätzlich eignet sich dieser Weg als empfehlenswerter Anfang. Dennoch gilt zu beachten, dass es sich hierbei nur um einen Bruchteil einer ganzheitlichen Lebensweise handelt. Gleichzeitig bieten sich verschiedene Richtungen an, um das Yoga Ziel zu erreichen.

* Bhakti Yoga
* Hatha Yoga
* Karma Yoga
* Integraler Yoga
* und viele mehr

Alle Wege führen dabei zu ein und demselben Ziel. Jeder Schüler muss sich jedoch seinen ganz persönlichen heraussuchen. Am Ziel angelangt, erfahren jedoch die gleiche Wärme und Erfüllung. Der Yoga Lehrer begleitet seine Schützlinge dabei. Wenn sie regelmäßig üben und zur Ruhe finden, kommen sie gemeinsam an.

Bhagavadgita

Der Gesang des Erhabenen (Bhagavadgita) begleitet alle Inder ab den frühen Kinderjahren und stellt einen großen Teil der Nationalepen (Mahabharata) dar. Der Gott Krishna begleitet in diesen Geschichten den Kriegshelden Arjuna auf seinem Weg des Yoga. Auf einer Reise erlernt Arjuna drei verschiedene Wege kennen. Jeder Einzelne von ihnen wird dabei den verschiedenen Menschentypen gerecht.

Karma-Yoga ist das Yoga aktiven Tuns. Jnana-Yoga widmet sich der Erkenntnis und Bhakti-Yoga bezieht sich auf die liebende Hingabe zum Göttlichen. Obwohl das Göttliche für Menschen nie erreichbar oder gar in seinem gewaltigen Ausmaß je erkennbar sein wird, nähert sich der Schüler über seinen eigenen Weg mit Yoga diesem an.

Die Wurzeln des Yoga breiten sich aus

Im Jahr 1893 brachte Svami Vivekananda Yoga mit in den Westen. Seine Rede in Chicago beim Weltparlament der Religionen zog viele neue Anhänger in seinen Bann. Daraufhin begannen andere Hindus, die Lehre des Yoga in anderen Ländern der Erde weitergeben. Ähnlich wie seinen indischen Fußabdrücken zur Folge begeisterten sich Yoga Anhänger in Deutschland vor alle für den geistigen Teil.

Schließlich entwickelte Schultz aus diesen Grundideen seine Technik des autogenen Trainings. Nach dem zweiten Weltkrieg kam Yoga hierzulande oft als alternative Therapie zur Linderung verschiedener Schmerzen zum Einsatz. Folglich entfernte sich die Yoga Praxis immer stärker von seinen religiösen Wurzeln. 1967 erreichte diese Welle der Begeisterung seinen Höhepunkt. Es entstand während dieser Zeit der Berufsverband Deutscher Yogalehrer (BYV).

Dabei verfolgten die Verbandsmitglieder das Ziel, eine einheitliche Grundlage für die Ausbildung deutscher Yogalehrer zu schaffen. Bis heute steigt die Mitgliederzahl des BYV stetig. Zudem haben sich ein paar weitere Gruppen zusammengeschlossen, um das Erlernen von Yoga unter professioneller Anleitung zu gewährleisten.

Yoga Sutra

Yoga ist eine von zahlreichen Philosophien, die in Indien nebeneinander bestehen. Praktische Übungen und ein theoretischer Teil ermöglichen es, Yoga im Alltag anzuwenden und zu leben. Die Theorie ist in einem uralten Quelltext, dem Yoga Sutra niedergeschrieben. Diese Schrift wurde vermutlich im zweiten Jahrhundert vor Christus von Patanjali verfasst und zählt heute zu den wenigen spirituellen Weltschriften, welche die wesentlichen Bestandteile universeller Weisheit formuliert.

Sie besteht aus vier Kapiteln. Jedes Einzelne von diesen besitzt einen eigenen inhaltlichen Schwerpunkt. Die intensive Auseinandersetzung mit dem Yoga Sutra ist zentraler Bestandteil des Yoga Lehrweges. Vor allem in Indien dient es als Wegweiser vieler Yogis.

Einen gemeinsamen Weg mit dem Yoga Sutra beschreiten

Das Praktizieren von Yoga begleitet den Menschen bei der Beantwortung elementarer Fragestellungen. Es unterstützt bei der Suche nach Antworten über das wirkliche Sein und die eigentliche Erfüllung im Leben. Dabei spiegelt das Yoga Sutra die Yoga Weltanschauung wider, welche nicht versucht, äußere Ursachen für eigenes Leiden zu verändern und zu beeinflussen.

Vielmehr geht es darum, mit unserem eigenen Geist in Einklang zu kommen. Vorrangig steht das Verständnis des denkenden, meinenden Selbst (Citta) im Vordergrund. Citta umfasst alle Eindrücke, Erinnerungen und Meinungen. Dieses unterscheidet sich klar vom erkennenden Bewusstsein (Cit), welches die Wirklichkeit frei von individuellen Erinnerungen definiert.

Der alte Yoga Text ist in Form von Sutras geschrieben. Sutras sind einzelne, kurze Sätze und basieren auf einer viele Jahrhunderte alten Tradition. Sie sind nur als ein großes Ganzes gemeinsam zu verstehen und ähneln damit Perlen, die nur zusammen eine Halskette bilden können. Schriften in Sutraform gibt es im kulturellen Raum des Sanskrit für verschiedene Lebensbereiche und sprechen über Politik oder den indischen Tanz. Sutren gelten grundsätzlich als kürzeste und prägnanteste Formen, um den Kern einer Sache mitzuteilen.

Yoga Sutren: Ein lebendiges Lehrbuch menschlicher Kommunikation

Dennoch gleicht das Yoga Sutra keinem klassischen Lehrbuch, dessen Lehrstoff nach einmaligen Lesen einfach verinnerlicht wird. Vielmehr bedarf einem kulturellen als auch traditionellen Hintergrundwissen. Jedes Sutra wird im Rahmen der Yoga Lehre vom Lehrer mündlich mithilfe einer ausführlichen Erklärung weitergegeben. Dabei ist es nicht notwendig, sich exakt an die Reihenfolge der Yoga Sutren zu halten. Die insgesamt 195 Sutren unterliegen keinem festen Schema, sind jedoch in vier verschiedene Kapitel aufgeteilt.

Erstes Kapitel: Samadhi pada

Der erste Teil des Yoga Sutra ist insofern bedeutend, als dass er auf die geschichtlichen Hintergründe des Yogas verweist. Zudem erhält der Schüler Hinweise auf den Umgang mit den Fragen als auch Antworten der Yoga Sutren. Letzteres bezieht sich nicht auf die wörtliche Wiedergabe der einzelnen Sutren, sondern vielmehr auf das Verinnerlichen von deren Bedeutung.

CITTA

Zu Beginn des ersten Kapitels erfolgt eine Definition des Begriff Yoga. Es handelt sich dabei um einen Zustand, welcher den Übergang der Bewegungen des Citta in eine dynamische Stille festhält. Auf diese Weise erkennt der Yoga Schüler sein wahres Selbst.

ABHYASA - VAIRAGYA

In diesem Sinne konstruiert das Yoga Sutra seine Praxis auf zwei wichtigen Fundamenten. Zum einem ist regelmäßiges Üben (Abhyasa) zur Aktivierung des eigenen Willens notwendig. Andererseits benötigt der Mensch parallel dazu eine Portion Gleichmut (Vairagya), damit er seinen eigenen Yoga Berggipfel mit etwas Gelassenheit und Distanz erreichen kann.

VRITTAS

Eine andere Alternative zum Stoppen dieser geistigen Wellen (Vrittas) ist es, sich auf eine unglaublich intensive, innere Kraft zu berufen. Diese ruht in jeder Persönlichkeit und speist sie mit steter Inspiration. Im Yoga Sutra wird beschrieben, dass es notwendig ist, sich in guten als auch schlechten Zeiten auf diese innere Quelle zu besinnen. Patanjali betont in den Sutren immer wieder, dass genau dies durch regelmäßiges Meditieren möglich wird.

DUKHA

Im anderen Fall kann Unheil, Krankheit oder andere Barrikaden entstehen (Dukha). Sie gelten als Anzeichen dafür, dass der Mensch, tief in seinem Innersten nicht gelassen und ruhig ist. Als Gegenmittel hilft die Erinnerung an die vier wesentlichen Gefühle: Enthusiasmus, Vergeben, Liebe und Mitempfinden. Zudem hilft es dem Menschen seine eigenen Präferenzen und Abneigungen klar zu definieren. Unterstützend kann ein Objekt oder Thema, welches das Individuum positiv stimmt, meditierend betrachtet werden.

SAMADHI

Während dieser Momente verwandelt sich die Selbstbessessenheit in Selbstvergessenheit (Samadhi). Dieser Wandel gilt als vollkommene Erkenntnis.

Zweites Kapitel: Sadhana pada

Im zweiten Teil beschreibt Patanjali die eigentlichen Ursachen und Wirkungsweisen eines jeden Leidens (klesas). Diese gleichen tief sitzenden Kräften, welche das menschliche Handeln und Denken beeinflussen. Insgesamt sind es fünf Kräfte. Der stärkste klesas ist der avidya (Verwechslung). Es handelt sich dabei um eine innere Täuschung. Der Geist erlebt etwas, nimmt der entsprechenden Beschreibung jedoch altes, zuvor erworbenes Wissen als Ausgangspunkt zur realen Darstellung.

Darüber hinaus lehrt das Yoga Sutra die fünf ersten Schrtitte des Übungswegs nach Patanjali.
1. Yama
2. Nyama
3. Asana
4. Pranayama
5. Prayahara

Drittes Kapitel: Vibuthi pada

Dieser Abschnitt des Yoga Sutra beschäftigt sich hauptsächlich mit den letzten Gliedern des Patanjali Pfades.

6. Dharana
7. Dhyana
8. Samadhi

Im Yoga werden diese als samyama bezeichnet. Im übertragenen Sinne handelt es sich um einen Versenkungszustand. Der Yoga Übende erlernt klar zu unterscheiden zwischen CITTA und CIT. Eine Verwechslung beider ist von nun an nicht mehr möglich.

Viertes Kapitel: Kaivalyapada

Im letzten Kapitel des Yoga Sutra geht es vorrangig um Befreiung (kaivalyapada). Patanjali fasste in diesem Abschnitt verschiedene Merkmale auf, welche für eine permanente, individuelle Veränderung von Nöten ist. Der inhaltliche Kern beschreibt einen absolut freien Menschen. Ein solcher verfolgt keine klaren Ziele in seinen Handlungen. Sein Tun ist absichtslos.

Jedoch wird genau dies durch dominierende klesas verhindert. Sie motivieren den Menschen zu einer schnellen Meinungsbildung oder in einen frühen Rückfall in alte, wohlbekannte Handlungsmuster.

Aus diesem Grund lehrt das Yoga Sutra, ein Zusammentreffen folgender Faktoren zu vermeiden. Zum einen unterliegt der Mensch immer wieder auf Neues dem Irrtum, welcher zur Ausbildung von Gewohnheit führte. Dies hat zur Folge, dass einzelne Ergebnisse prompt erwartet werden. Ohne Vorwarnung wirken zudem externe Reize auf den Menschen ein und motivieren ihn, alte Verhaltensweisen erneut aufzugreifen. Nicht zuletzt führen diese Faktoren zu einem Dritten, welcher für eine stete innere Unruhe führt.

Darüber beschreibt das Yoga Sutra an dieser Stelle, dass jegliche Wahrnehmung von der Position des eigenen Geistes abhängt. Verändert sich diese, erscheint dieselbe Situation mit einem anderen Gesicht.

Zum obersten Ziel gehört ein Leben, in dem ein völlig freier Zustand ohne jegliche Rückfälle beschrieben wird. Im täglichen Leben nehmen die Dinge einen angenehmen Gleichklang an. Das Innere des Menschen leuchtet in seiner gesamten Pracht.

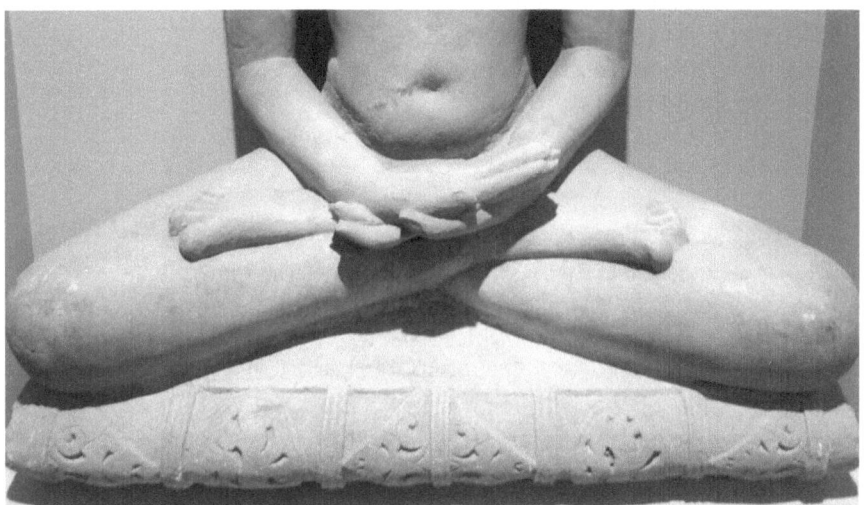

Wie der Yoga in den Westen kam

Schon seit über 5000 Jahre ist Yoga bekannt. Archäologische Funde in Nordindien bestätigten das Alter. Über all die Jahre war Yoga präsent um in unserer heutigen Zeit eine bedeutende Renaissance zu erfahren. Damals lebten in der Einsamkeit des Himalaygebirges die ersten Yogis, die mit extremen Übungen Bewusstseinszustände erreichten, um damit die Geheimnisse der menschlichen Existenz zu erblicken.

Wie der Yoga in den Westen kam

Die Techniken des Yoga wurden von den Meistern stets verbessert und an ausgewählte Schüler weitergereicht. Dabei wurde von Europa vollkommen unbemerkt eine Yoga-Tradition geschaffen, die man dann erst vor 170 Jahre ins Deutsche übersetzte und als Buch veröffentlichte.

Bis dahin waren nur seltene Reiseberichte von reiselustigen Europäern über Fakire und absonderliche Phänomene bekannt, die die Entwicklung des Yoga bzw. der indischen Philosophie dokumentierten. Durch die Übersetzung der sogenannten philosophischen Quellentexte - Upanishaden - ließen sich Denker wie beispielsweise Goethe oder Schoppenhauer beeinflussen. Aber nicht nur die alten Denker, auch neuzeitliche wie beispielsweise Jung oder Hermann Hesse interessierten sich für die Lebensphilosophie aus Indien.

1893 kam der erste Yogi aus Indien in den Westen. Er hieß Vivekananda und hielt zahlreiche Vorträge in Europa und in den USA. Diese Vorträge können bis heute in Buchform erworben werden. Vor fünfzig Jahren wurde in der Schweiz die erste Yoga-Schule durch den Inder Selvarajan Yesudian eröffnet.

Wie Yoga sich im Westen verbreiten konnte

Da kann man bis ins 19. Jahrhundert zurückgehen. Damals gab es zwei Bewegungen. Das war zum einen hier im Westen, wo sehr viele Indologen und Religionswissenschaftler sich intensiv mit der indischen Spiritualität beschäftigt haben. Es gab in dieser Zeit auch zwei bekannte deutsche Indologen wie Heinrich Zimmer oder Max Müller.

Eine Leipziger Schule von Indologen hatte viele klassische Texte übersetzt und sie dadurch frei gemacht. Das Goethe-Institut bildet in der ganzen Welt in deutscher Sprache und der deutschen Kultur aus. Indien ist dabei das einzige Land, wo das Goethe-Institut Max-Müller-Institut heißt. Der große Meister Sri Ramakrishna Paramahansa, hatte auf spirituellem Weg, nachdem er erleuchtet wurde, als Kali Priester viele spirituelle Wege ausprobiert. So praktizierte er ein paar Jahre als Christ, ein paar Jahre als Moslem und stellte dabei fest, dass die Wege zum gleichen Ziel führen.

Ramakrishna war in Indien sehr einflussreich und zudem sehr freigiebig, gerade was die höchsten Lehren anging, die er selber erfahren und durchschaut hat und auch weitergegeben hat. Sein größter Schüler war Swami Vivekananda. Er war der erste Yogi der in den Westen ging.

Der Wegbereiter Ravi Shankar

Mit dem Weg in den Westen hat sich eine natürliche Anpassung des Yoga entwickelt. Es wird heute als Ausgleich zu einem stressigen Alltag wahrgenommen. Einfache Übungen und einer täglichen Yoga-Praxis, tragen zu einem körperlichen Wohlbefinden, Gesundheit, Schönheit als auch seelischer Harmonie bei, zudem kann es mentale Energien aufbauen.

Im Dezember 2012 verstarb der indische Musiker Ravi Shankar, der einen großen Einfluss auf den Yoga-Boom hatte und mit seiner Musik ein Wegbereiter von Meditation und Nada-Yoga im Westen war. Er hat Brücken zwischen den Kulturen aufgebaut und Menschen im Innersten berührt. Nada-Yoga, der Yoga des Klangs, ist vielen als ältester Yoga-Weg bekannt.

Nada-Brahma - Gott ist Schwingung - oder Die Welt ist Klang - kann man als eine zentrale Vorstellung des Nada-Yoga ansehen. Erkenntnisse, dass das Gewebe des Kosmos ein interaktiver Tanz feinster Schwingungen ist, liest man bereits in den Upanishaden und wird von der heutigen modernen Physik bestätigt.

Der Wegbereiter Swami Sivananda

Der Inder reiste nie aus Asien, hatte aber trotzdem einen großen Einfluss auf das Yoga im Westen. Er war Arzt und Yogalehrer und hat mehr als 200 Bücher veröffentlich zu allen Facetten des Yoga. 1936 legt er mit der Eröffnung der Divine Life Society in Indien den Grundstein von inzwischen 70 Sivananda-Zentren auf der ganzen Welt. Er wäre heute 123 Jahre alt geworden.

Sein Ziel war es Vedanta und Yoga zu verbreiten. Seine Laufbahn begann er als Arzt, wobei sein Wirken immer der Dienst am Menschen war. Dienen war für ihn eine ausgesprochene Liebe. Er leitete ein Krankenhaus und kümmerte sich um die Armen der Armen, therapierte sie nicht nur kostenlos, sondern versorgte sie nach ihrer Genesung noch mit einen Taschengeld, um damit eventuelle Ausfälle zu überbrücken.

Sein Ziel aber war es, die wahre Quelle für die Leiden der Menschen zu finden, nicht nur die körperlichen. Geboren wurde er mit dem Namen Kuppuswami und mit diesem Namen kehrte er nach zehn Jahren als Dr. nach Indien zurück. Er löste sich von allem bisherigen und materiellen Leben. Viele Jahre praktizierte er in Ashram intensiv Sadhana (spirituelle Praxis), Tapas (Askese, Selbstbeherrschung und Konzentration). Er gründete 1936 die Divine Life Society in Rishikesh und lehrte dort die vier bekannten Yogasysteme: Jnana Yoga, Raja-Yoga, Bhakti-Yoga und Karma-Yoga. Auf dieser Synthese wurde die moderne Yogapraxis in der westlichen Welt aufgebaut. Seine Lehren lauteten: Diene, liebe, gib, reinige dich, meditiere und verwirkliche.

Fünf Mantras, die jeder Yogi kennen sollte

Om ist das bekannteste Mantra im Yoga. Es gibt aber noch andere magische Verse, die unser Herz schwingen lassen. Mantra übersetzt heißt: das, was denjenigen beschützt, der es erhalten hat". In der Tradition übergibt ein Lehrer ein Mantra an einen Schüler. Wenn er sein Mantra wiederholt und sich seiner tiefen Bedeutung bewusst ist, so kann ihn die Wirkung von Mantra ganz erfüllen. Diese magischen Worte wurden schon vor Jahrtausenden von meditierenden Rishis, den indischen Weisen, empfangen.

Um Mantras zu rezitieren oder zu singen muss man kein Sanskrit sein. Dabei sollte das Nachdenken über die Silben nur zweitrangig angesehen werden, denn Mantras sind nicht mit der Denk-Ebene zu vergleichen. Damit die energetische Wirkung von Mantras aktiviert werden, ist vor allem bewusste Hingabe sehr wichtig.

Durch die ständigen Wiederholungen in einem gewissen Rhythmus entstehen Klang-Schwingungen, die sich auf die gesamte Atmosphäre auswirken. Die kraftspendenden Energien verteilen sich im ganzen Körper bis tief in die Seele, wo wir sie dann erfahren dürfen.

Neben dem Om, dem bekanntesten Mantra gibt es Lokah Samastah Sukhino Bhavantu ein Mangala-Mantra, ein Mantra für Frieden, Glück und Harmonie. Das Ashtanga Yoga Mantra ist eine Invokation bzw. eine Anrufung Gottes, die anfangs jeder Ashtanga Yogastunde retiziert wird. Damit wird sich voller Dankbarkeit an die jahrtausendalte Tradition erinnert.

Anusara Invokation - wird zu Beginn jeder Yogastunde dreimal rezitiert um die göttliche Energie und den universellen Geist zu akzeptieren. Die Kundalini Yoga Stunde endet mit dem englischsprachigen Mantra "Long Time Sun".

Die Flower-Power-Bewegung und der Yoga Boom

Um diese Zeit war der Yoga Boom überall, auch gab es viele Meister, die sich um die verlorenen Blumenkinder kümmerten. Herausragend war damals Maharishi Mahesh Yoga, Yogi Bhajan und Shrilla Prabhupada. Letzerer war der Gründer der Hare-Krishna-Bewegung, der das Bhakti Yoga vor allem lehrte. Maharishi Mahesh lehrte bestimmte Meditionstechniken und brachte so die vedischen Schriften und die Lehren in den Westen.

Yoga Bhajan ist ein Meister der aus der Sikh-Tradition kam, die in Indien eine eigene Religionsgemeinschaft hat. Swami Satchidananda, eröffnete das Woodstock-Festival. Es gab viele weise Inder die den Westen mit indischer Spiritualität versorgt haben.

Die Philosophie des Yoga

Die indische Philosophie bezeichnet das Leben als ein Traum, in der wir nicht der Welt begegnen, sondern unseren Vorstellungen, bzw. unseren Träumen. Sehen wir in der Welt das Böse, so wird unsere Welt voller Bosheit sein. Die Welt in der wir leben, wird je nach Gefühlszustand unterschiedlich wahrgenommen. Das stellt eine erste Ahnung dar, dass wir die Bauherren unserer Wirklichkeit sind. Yoga ist eine Praxis, die unser Bewusstsein, geistig, seelisch und körperlich erweitert.

Daher haben wir die Möglichkeit, unser Schicksal selbst in die Hand zu nehmen, da wir mit allen Menschen im Traum des Daseins verbunden sind. Dabei existiert die Trennung von Menschen nur scheinbar, d.h. soviel, dass wir in der ganzen Welt nur uns selbst begegnen. Damit kann man erklären, dass das was wir einem anderen Menschen antun, uns selbst antun.

Abschließend noch eine Buchempfehlung, der Klassiker von Paramahansa Yogananda: **Autobiographie eines Yogi**

Dieses Werk ist auch als **großartiges Hörbuch** erschienen.

Laufen und Yoga - Einleitung

Liebe laufende Gemeinde. In dieser Artikel-Serie möchte ich einmal näher bringen, warum der Dauerlauf und der Yoga meiner Meinung und Erfahrung nach als Sportarten so gut zusammenpassen und wie sie sich ergänzen. Ich weiß, dass die meisten Läufer den Yoga nicht unbedingt mögen, dass er ihnen zu unspektakulär ist und dass viele von Euch ihn nicht richtig ernst nehmen können. Vorurteile gibt es viele, wobei diese meist nicht gegen den Yoga sind, sondern eher gegen die, die ihn praktizieren. Läufer und Yogis – da prallen schon mal Welten aufeinander. Aber vielleicht kommt ihr ja doch noch auf den Geschmack.

Mit der Zeit wurde mir klar, dass sich der indische Yoga mitunter stark von dem unterscheidet, was in den Yogakursen der Fitnessstudios nach westlicher Art so unterrichtet wird. Ich weise deshalb hier am Anfang darauf hin darauf hin, dass ich ein recht klassisches Verständnis vom Yoga habe, dessen mir eventuell von anderen Yogis auch hier und da widersprochen wird. Ich arbeite aber ebenfalls seit 5 Jahren als Yogalehrer und habe so meine persönlichen Erfahrungen gesammelt und glaube, mir durchaus ein Urteil erlauben zu können.

Mit diesen Artikeln möchte ich Euch also einmal aufzeigen und - wie ich hoffe – verständlich machen, dass sich der Dauerlauf und der Yoga hervorragend ergänzen. Für die, die es auch einmal selbst ausprobieren wollen, gibt es an geeigneter Stelle auch eine praktische Übungen und Tipps zu diesem Thema. Also, liebe laufende Gemeinde: Horchet auf und gebt dem Yoga einmal eine Chance. Er wird Euch vielleicht auch bald begeistern können!

Laufen und Yoga: Teil 1 – die theoretische Dialektik

Laufen und Yoga? Für viele passt das einfach nicht zusammen. Vor allem den Läufern ist Yoga etwas zu unspektakulär. Er ist ja eher langsam und es gibt auch nicht wirklich etwas zu messen. Läufer sind ja meistens darauf bedacht, ihre Messlatte immer ein wenig höher legen zu können. Beim Yoga funktioniert das aber nur bedingt, hier stellen sich erkennbare Erfolge oft erst nach Jahren ein. Diese Erfolge sind auch kaum auf einer Skala messbar, sondern werden eher subjektiv empfunden.

Und die Yogis wiederum können oft mit dem Laufen nicht recht was anfangen. Für sie ist der Dauerlauf meist nicht viel mehr als ein Wettkampf – gegen andere und/oder gegen sich selbst und immer gegen die Uhr und den inneren Schweinehund. Dem gemeinen Yogi ist dieser Gedanke aber eher fremd. Yoga und Laufen scheinen daher auf den ersten Blick wie zwei Paar verschiedene Schuhe. Und dennoch: wenn man sich ein bisschen mit diesem Thema beschäftigt, fällt einem auf, dass Laufen und Yoga sich eigentlich sehr gut ergänzen.

Laufen und Yoga – nur auf den ersten Blick eine unpassende Kombination

Wer Yoga regelmäßig macht, hat sicherlich schon festgestellt, dass jede damit verbrachte Stunde mit Sicherheit keine Zeitverschwendung ist. Im Gegenteil: regelmäßiger Yoga erhöht die eigene Lebensqualität ungemein. Man muss sich dabei aber von dem Gedanken verabschieden, dass es bei dem rein körperlichen Yoga – dem Hatha – um irgendeine Form der Erleuchtung geht. Das trifft nur zu, wenn man als Einsiedler in einer Höhle in Indien sitzt und sich bereits von der Gesellschaft abgenabelt hat und nun höhere Bewusstseinsformen erreichen will.
Der Yoga, wie wir ihn im Westen pflegen, hat damit nichts zu tun.

Der Yoga, wie wir ihn machen, ist ein ganzheitliches System, den Körper optimal zu trainieren. Quasi als Nebeneffekt profitiert natürlich auch der Geist davon. Aber dabei von einer reinen Spiritualität zu sprechen, wäre vermessen. Westliche Kurse und Lehrer, die das behaupten, gehen auf Bauernfang, nichts weiter.

Der Hatha-Yoga optimiert die Körperfunktionen - die Muskeln, das Skelett, die Gelenke und die Organe. Nicht zuletzt – und gerade das ist eben auch für den Läufer interessant – profitiert die Atmung von einem guten Yoga.

Yoga im westlichen Stil hat nur wenig mit Spiritualität zu tun

Der Dauerlauf auf der anderen Seite ist auch weit mehr als nur ein stupides Gerenne gegen die Stoppuhr. Wer regelmäßig lange Strecken läuft, weiß, dass man dabei einen fast meditativen Zustand erreichen kann. Außerdem stärkt der Dauerlauf auch unser Bewusstsein, da man dabei lernt, sich enorm zu fokussieren. Auch die Selbstüberwindung wird in der Welt der Läufer groß geschrieben. Das wiederum stärkt den Willen des Einzelnen.

Und natürlich gibt es kaum einen anderen Sport, der die Ausdauer so sehr trainiert, wie der Dauerlauf. Das wiederum ist natürlich dem gesamten Organismus enorm zuträglich, wenn man darauf achtet, nicht grundlegend falsch zu trainieren. Und auch beim Dauerlauf wird die Atmung geschult. Wenn man das Laufen dann noch mit einer gesunden Ernährung und der richtigen Gymnastik kombiniert, merkt man, dass die eigene Lebensqualität um ein Vielfaches zunimmt.

Denn schon die Römer wussten: ´ut mens sana in corpore sano´ – ´damit ein gesunder Geist in einem gesunden Körper (wohnen kann)´. Und genau darauf kommt es doch an!

In einem gesunden Körper wohnt auch gerne ein gesunder Geist

So unterschiedlich die Herangehensweisen beim Laufen versus dem Yoga auch sein mögen – das erklärte Ziel ist doch letztendlich ein und dasselbe: sowohl der Läufer als auch der Yogi wollen eine bessere Lebensqualität erreichen. Es geht dem einen nicht nur darum, ständig seine Bestzeit neu zu definieren, genauso wenig wie es dem anderen nur darum geht, sich die Beine hinter dem Kopf verknoten zu können.

Wer nur solch profane Ziele mit seinem Sport verfolgt, wird dessen schnell überdrüssig und hat das Elementarste daran noch überhaupt nicht verstanden. Er hat schlicht das Beste noch gar nicht mitgekriegt: Sport ist dazu da, ganz allgemein im Leben glücklicher zu werden! Es geht eigentlich nicht darum, in irgendwas der oder die Beste zu sein. Der Sport und seine Auswirkungen auf Körper und Geist sollen uns im besten Fall zu besseren und glücklicheren Menschen machen, so einfach ist das.

Und genau an diesem Punkt kommen das Laufen und der Yoga so perfekt zusammen, denn dialektisch betrachtet, passt das eine zum anderen wie die Nacht zum Tag oder das Yin zum Yang, eine gute Balance aus beiden trifft sich in der goldenen Mitte und hält sich eben die Waage. Da diese beiden Sportarten aus genau entgegengesetzten Richtungen kommen, passen sie auch ebenso gut zusammen. Da sie so den perfekten Ausgleich schaffen, sind sie die perfekten Mitspieler, die sich gegenseitig den Ball zuspielen.

Perfekte Dialektik – Laufen und Yoga

Das klingt jetzt fast schon ein wenig schwammig und mag dem ein oder anderen vielleicht sogar leicht sauer aufstoßen. Das hat aber nichts mit Hausfrauen-Esoterik und Räucherstäbchen zu tun, im Gegenteil: es soll heißen, dass die beste Art, um mittels Sport die Lebensqualität zu steigern, der Ausgleich ist. Und wie gesagt: Das Laufen und der Yoga in Kombination sind eine optimale Mischung, um für diesen Ausgleich zu sorgen.

Das natürlich nicht nur theoretisch und auf einer rein bewussten Ebene. Auch rein körperlich betrachtet, könnte es kein besseres Pärchen geben als das Laufen und den Yoga. Und wie das im Einzelnen dann aussieht, ist Gegenstand der folgenden Teile dieser Artikel-Serie. Bleiben Sie also dran! Vielleicht gibt´s hier ja noch etwas zu lernen?

Laufen und Yoga: Teil 2 – die Atmung

Im ersten Teil dieser Artikelreihe – Laufen und Yoga – ging es um die Theorie, also darum, wie und warum das Laufen und der Yoga sich als Sportarten eigentlich ganz wunderbar ergänzen. Jetzt kommen wir zur praktischen Seite. In diesem Teil der Serie geht es um die Atmung.

Klingt profan und fast ein wenig zu banal – atmen tut der Mensch schließlich automatisch – aber genau da liegt der Hase ja auch im Pfeffer. Jetzt geht es um die bewusste Atmung und wie man diese beim Laufen einsetzen kann.

Beim Yoga geht es um Körperbewusstsein

Als Laie sieht man den westlichen Yoga meistens nur als eine Art orientalische Gymnastik an, mit der einige Spinner mit Räucherstäbchen und langen wallenden Gewändern, die nach Patschuli stinken, eine Menge Geld verdienen und sich feiern lassen. Und ganz ehrlich: das trifft auf eine ganze Reihe von diesen Möchtegern-Yogis auch zu.

Aber eigentlich geht es beim Hatha-Yoga nicht darum, dass man sich die Beine hinter dem Kopf verknoten kann. Wer nur danach trachtet, möglichst komplizierte Körperhaltungen – die sogenannten Asanas – hinzubekommen, ist kein Yogi, sondern ein Fakir. Das ist sicherlich nicht das Schlechteste, denn auch dabei geht es um Überwindung und um Körperbewusstsein, aber mit dem traditionellen Hatha-Yoga hat das nur entfernt etwas zu tun. Beim Hatha-Yoga geht es erst einmal darum, sein Körperbewusstsein zu schulen.

Und das ist ganz im Sinne des Wortes gemeint: bewusst seinen Körper wahrnehmen und schulen. Außerdem haben die Übungen den netten Effekt, dass sie den Körper auch in die Lage versetzen, perfekt arbeiten zu können. Blutzirkulation, Nervenfunktionen, die Organversorgung – all das wird optimiert, wenn man regelmäßig richtigen Yoga macht.

Die Atmung ist beim Yoga das Wichtigste

Ein wesentlicher Bestandteil des Yoga ist die Atmung. Man kann es gar nicht genug betonen, wie wichtig diese dabei ist! Denn ohne eine bewusste Atmung ist der Yoga wirklich nur eine schicke Gymnastik für Besserverdienende. Die tollste Position im Yoga bringt so gut wie gar nichts, wenn man dabei nicht richtig atmet. Und spätestens jetzt sollte jeder geübte Hobby-Läufer hellhörig werden. Denn ihm oder ihr müsste auch schon aufgefallen sein, dass die Atmung beim Laufen, gerade bei langen Distanzen, essentiell ist.

Eine gute Atmung beim Dauerlauf macht vieles einfacher. Man läuft regelmäßiger, entspannter, effizienter, hält viel länger durch und das Leiden des Laufens halbiert sich quasi. Mag sein, dass da einer hechelnd genauso schnell nebenher läuft wie man selbst, aber diesem sieht man seine Leiden dabei auch wirklich an. Ein Läufer, der seine Atmung bewusst einsetzt und steuern kann, hat seinen Lauf von Anfang an unter Kontrolle und wird nicht von diesem kontrolliert. Beim Yoga ist das genauso.

Man mag sich irgendwie in eine komplizierte Position hinein gedreht haben, aber wenn man dann in ihr nicht ruhig und regelmäßig atmet, hat die Position einen fest in ihrem klauenartigen Griff und man leidet in ihr. Dabei sollte man sich in ihr entspannen und dem Körper die Möglichkeit geben, die ungewohnte Haltung zu genießen. Das ist Yoga!

Die Atemübungen aus dem Yoga unterstützen auch den Läufer

Im Yoga gibt es eine ganze Reihe von Atem-Übungen. Diese werden unter dem Begriff Pranayama zusammengefasst. Und wie schon gesagt: diese sind im Yoga mindestens genauso wichtig wie die Asanas, die Körperpositionen. Wenn nicht sogar wichtiger. Sie gelten unter echten Yogis auch als weitaus schwieriger als die Körperhaltungen, weil sie wesentlich komplexer und effektiver sind. Die Positionen sind die Pflicht, die Atmung ist die Kür, um es einmal vereinfacht auszudrücken. Und das hat einen guten Grund.

Wenn man sich einmal Gedanken darüber macht, was die Atmung eigentlich ist und wie sie wahrgenommen wird, fällt einem da eigentlich gar nicht großartig etwas zu ein. Die Atmung ist halt einfach da, wir brauchen uns auch keinen Kopf um den nächsten Atemzug zu machen, genauso wenig wie wir beim Spazierengehen darüber nachdenken müssen, einen Fuß vor den anderen zu setzen. Und das ist ja auch erst einmal richtig so.

Wer einfach nur vorwärts kommen will, der lässt das einfach mal seine Füße für sich erledigen. Aber wenn man sich Hochleistungssportler im Training betrachtet, fällt auf, dass diese jeden Schritt, jeden Absprung, jede Bewegung genau unter die Lupe nehmen und durch die bewusste Analyse und gezieltes Training verbessern wollen und auch können. Und eben genau das macht man beim Yoga, wenn man auf die Atmung achtet. Der Yoga macht die Atmung bewusst, nimmt diese wahr und trachtet danach, sie zu verbessern.

Der Körper braucht Sauerstoff

Wenn man seine Atmung mittels gezielter und ausgereifter Techniken verbessert, gewinnt der gesamte Organismus dabei. Denn die Atmung ist das, was unseren Organismus am Laufen hält (kleiner Wortwitz!). Nahrung und Wasser werden absolut zweitrangig, wenn kein Sauerstoff in den Körper gelangt. Und der kommt eben mit der Atmung.

Mit der normalen, recht flachen Atmung wird der Körper aber gerade nur mit so viel Sauerstoff versorgt, wie er dafür braucht, um zu funktionieren. Wollen wir unseren Körper aber zu Höchstleistungen treiben, ist eine optimale Sauerstoffversorgung von allergrößter Wichtigkeit. Das gilt vor allem beim Dauerlauf, weil der Körper hierbei einer enormen Dauerbelastung ausgesetzt ist. Wie schon erwähnt, selbst erfahrene Hobby-läufer haben sich mehr oder weniger automatisch beim Laufen eine gute und effektive Atmung angeeignet. Aber mit den Atemübungen beim Yoga wird diese GARANTIERT noch besser. Bestes Beispiel hierfür sind die Apnoe-Taucher.

Die machen allesamt bestimmte Atemübungen, die fast ausschließlich aus dem Yoga stammen. Und die Jungs und Mädels müssen es ja wissen, denn die brauchen wirklich eine optimale Sauerstoffversorgung, wenn sie für mehrere Minuten ohne Flasche abtauchen. Dem Läufer sind diese Atemübungen ebenso zuträglich. Und das ist nur logisch, denn er braucht eine entspannte und regelmäßige Atmung, die dabei trotzdem so viel Sauerstoff wie möglich in den Körper leitet. Genau das lernt man eben beim Yoga, in dem man seine Atmung bewusst wahrnimmt und schult.

Es ist wie mit jedem anderen Muskel auch: man muss den Bizeps trainieren, um schwere Gewichte stemmen zu können. Ebenso die Atmung: man muss ihr beibringen und die Muskelgruppen, die an ihr beteiligt sind, trainieren, damit sie auch hohe Leistungen erzielt, wenn man sie gerade auch mal nicht bewusst wahrnimmt.

Die besten Atem-Übungen kennt nur der Yoga

Es lohnt sich also, als Läufer mal darüber nachzudenken, ob man seine Atmung nicht noch effizienter trainieren kann. Schließlich ist sie eine der Grundlagen eines erfolgreichen Dauerlaufs. Sie ist wichtiger als schöne Beine, eine windschnittige Garderobe oder ein schicker Laufschuh.

Und der Yoga bietet sich als optimales Training für die Atmung besonders an, denn in keiner anderen Sportart wird der Atmung so viel Gewicht beigemessen. Schließlich wird Yoga schon seit Jahrtausenden praktiziert und weise Männer haben sich über die Epochen mit den Techniken auseinander gesetzt. Wenn also jemand die optimalen Atem-Übungen herausgefunden hat, dann die Yogis. Man wird auch keine besseren Übungen finden, denn der Qualität dieser Übungen ist einfach nichts mehr hinzuzufügen. Man kann ja auch heißes Wasser nicht besser machen oder neu erfinden.

Praktische Übungen und allgemeine Tipps

Eines gleich vorweg: man sollte Yoga als Anfänger eigentlich immer nur unter Aufsicht eines erfahrenen Yoga-Lehrers machen. Wie schon gesagt, es handelt sich hier nicht um einfache Gymnastik. Der Yoga ist ein kraftvolles und hocheffizientes System aus extrem wirksamen Übungen. Führt man diese Übungen richtig aus, ist der positive Effekt enorm und dem gesamten Organismus zuträglich.

Macht man diese Übungen aber falsch, kann dies wirklich ernsthafte negative Konsequenzen nach sich ziehen. Wirklich Leute, unterschätzt das bitte nicht. Falsch ausgeführt kann Yoga echt nach hinten losgehen! Das gilt besonders für die Atemübungen.

Ich gebe hier im Folgenden nur einige wirklich einfache Anleitungen für 2 einfache Übungen und außerdem einige Tipps zur Atmung im Allgemeinen. Wenn ihr diese ausprobiert und habt anschließend das Gefühl, dass irgendwas nicht stimmt, dann hört bitte sofort auf mit diesen Übungen. Dann macht ihr irgendwas falsch und ich möchte nicht die Verantwortung dafür tragen, dass ihr Euch schadet. Wenn ihr aber das Gefühl habt, dass Euch die Übungen gut tun, dann macht ruhig weiter. Der Körper sagt einem schon, ob etwas richtig oder falsch läuft. Der eigene Körper ist immer der beste Ratgeber in Sachen Gesundheit.

1. Immer durch die Nase atmen!

Liebe Gemeinde! Der Mund ist zum Essen und zum Sprechen da. Er ist nicht für die Atmung gedacht, auch wenn es möglich ist, durch den Mund zu atmen. Der Weg durch die Nase ist für die Atemluft weit besser konzipiert. Hier wird die Luft bereits vorgefiltert, angewärmt und befeuchtet, bevor sie in der Lunge ankommt. Außerdem atmet man durch die Nase automatisch länger und gleichmäßiger und damit tiefer – ein wie auch aus. Der Weg, den die Luft durch die Mund-Atmung nimmt, ist eine Abkürzung und nur für die gedacht, die es sich einfacher machen wollen.

Deshalb atmet man beim Yoga IMMER durch die Nase. Wichtig ist dabei auch, dass das Ausatmen immer länger ist als das Einatmen. Es gibt nur eine Hand voll Atemübungen im Yoga, in denen durch den Mund geatmet werden darf. Dann wird das aber auch explizit in der Anweisung gesagt.

Dasselbe gilt für das Laufen. Man sollte immer durch die Nase atmen. Ich weiß, dass das manchmal schwer fällt, weil man mit der Mund-Atmung schneller atmen kann. So bekommt man zwar kurzfristig mehr Sauerstoff in den Organismus gepumpt, aber mittel- und langfristig verliert man dabei an Ausdauer, weil die Atmung nicht sehr gleichmäßig und lang ist, sondern anfängt zu hecheln.

Ein guter Läufer sollte immer durch die Nase atmen, weil er nicht an einem kurzfristigen Resultat interessiert ist, sondern den ganzen Lauf im Auge hat. Und dieser läuft sich weit einfacher, wenn die Atmung gleichmäßig und tief ist. Der Unterschied zur Atmung in den Yoga-Übungen besteht beim Laufen aber darin, dass man viel kräftiger ausatmen muss, als einatmen, weil sonst Restluft in der Lunge bleibt, was wiederum zu den berühmten Seitenstichen führt. Aber auch ein kräftiges Ausatmen geht durch die Nase.

Vielleicht muss man bei einer steilen Steigung oder bei einem Sprint mal kurzfristig auf die Mund-Atmung umschalten – das ist normal – aber danach sollte man wieder ganz bewusst zur Atmung durch die Nase zurückkehren. Und wenn diese leicht verstopft ist, einfach mal ruhig in die Klamotten schnauzen. Ein Makel auf der Garderobe ist allemal besser ein grundsätzlicher Fehler in der Atemtechnik.

Ich weiß, dass ich damit manchen Fachleuten widerspreche. Meine These von der unbedingten Nasen-Atmung hält auch nur dann Stand, wenn man seine Atmung schon genug geschult hat, um mit der Nasen-Atmung genug Sauerstoff aufnehmen zu können. Das erfordert Übung – sowohl bei den Atem-Techniken, die man im ruhenden Zustand trainiert als auch beim Laufen selber.

Für den Anfang reicht es völlig, beim Laufen selber bewusst auf die Nasen-Atmung – ein UND aus – zu achten, wo immer es möglich ist. Der Körper wird - gerade für den Anfänger spürbar – zuerst nicht genug Sauerstoff durch die Nase gepumpt bekommen. Dann gilt es, NICHT auf die Mund-Atmung zu schalten, sondern das Tempo so anzupassen, dass eine Nasen-Atmung möglich ist. Je öfter und länger man das trainiert, desto besser kann man wieder durch die Nase atmen.

2. Die vollkommene Atmung

Leider hat sich der zivilisierte Mensch eine recht flache Atmung angewöhnt. Das ist unseren angeblich fortschrittlichen Lebensstil geschuldet. Wir müssen nicht mehr jagen und sind auch immer seltener in der Natur und in Bewegung. Gerade weil wir viel sitzen – ob beim Autofahren, den halben Tag bei der Arbeit

66

im Büro, am Esstisch oder vor dem Fernseher – beschränkt sich unsere Atemtechnik fast ausschließlich auf den Bereich des Brustkorbs. So bekommen wir zwar genug Luft, um halbwegs vor uns hin zu vegetieren, aber mit einer vollkommenen Atmung, die jeden Atemzug auch optimal ausnutzt, hat das leider wenig zu tun.

Deshalb müssen wir dem Körper wieder ganz bewusst beibringen, wie er richtig atmet. Wie schon weiter oben mal erwähnt, sind an der Atmung verschiedene Muskelgruppen beteiligt. Diese müssen wir wieder trainieren, denn unser Lebensstil hat uns die Fähigkeit der vollkommenen Atmung weites gehend genommen. Und die vollkommene Atmung verläuft in 3 Teilen:

- Bei der Einatmung wölbt sich zuerst die Bauchdecke nach außen. Dadurch wird das Zwerchfell nach unten gezogen. Da so der Raum im Brustkorb größer wird, muss auch die Lunge expandieren und wir atmen automatisch ein.

- Der nächste Teil der Einatmung findet mit den äußeren, unteren Rippen statt. Diese expandieren dabei zu den Flanken, also nach links und nach rechts von der Wirbelsäule weg. Dadurch dehnt sich der mittlere Brustkorb zu den Seiten und füllt so die Lungen weiter mit Luft. Das ist der schwierigste und am meisten vernachlässigte Teil der Atmung.

- Und erst dann, im dritten Teil der Einatmung, hebt sich der Brustkorb und macht das Luftholen perfekt.

- Bei der Ausatmung geht das ganze wieder zurück, wobei sich zuerst wieder die Bauchdecke senkt, dann die mittleren, äußeren Rippen wieder in Richtung Körpermitte zurückgehen und im letzten Teil der Ausatmung senkt sich auch der Brustkorb wieder.

Das ist ein voller Atemzug und sollte eigentlich ganz normal sein, auch im Alltag. Wer so Luft holt, beruhigt den Rhythmus des Atmens, ohne dabei jedoch die Ausbeute an Sauerstoff zu verringern. Im Gegenteil: man nimmt viel mehr Sauerstoff auf und atmet gleichzeitig doch langsamer. Das ist nicht nur gut, um die Atmung für das laufen zu trainieren, sondern wird sich auf den gesamten Alltag und auf die eigene Lebensqualität auswirken. Der Puls geht insgesamt langsamer, der Blutdruck geht nicht mehr so hoch und damit arbeiten auch die

Organe wesentlich effizienter, weil sie nicht mehr so gestresst sind.

- **Praktische Übung 1**

Um die vollkommene Atmung zu trainieren, reicht es, sich vielleicht einmal am Tag für 10 Minuten in eine geeignete Position zu begeben und die 3 Teile der Atmung wie oben beschrieben bewusst wahrzunehmen und zu trainieren. Dazu kann man sich entweder auf den Rücken legen oder sich gerade auf einen Stuhl setzen. Wenn man sich hinlegen möchte, dann ist der Rest des Körpers dabei entspannt, das heißt, die Beine sind leicht geöffnet und die Füße fallen entspannt zur Seite. Auch die Arme sollten nicht direkt am Körper anliegen, sondern die Achseln dürfen in einem Winkel von ca. 25 Grad geöffnet sein. Die Handflächen zeigen nach oben und der Nacken wird leicht gestreckt. Dann kann man mal bewusst nur einen Teil der vollkommenen Atmung probieren, zum Beispiel mit der Bauchdecke zu atmen. Dann kommt man zum nächsten und so weiter. Wenn man ein Gefühl für die verschiedenen Körperpartien, die an der vollkommenen Atmung beteiligt sind, bekommen hat, dann macht man eine Kombination aus den 3 Teilen, also einen ganzen Atemzug. Dabei macht man die 3 Teile der Atmung natürlich nicht gleichzeitig, sondern flüssig hintereinander. Erst die Bauchdecke, dann die mittleren, äußeren Rippen und dann den Brustkorb. Wie oben beschrieben.
Wer lieber im Sitzen üben möchte, tut dies bitte auf der Vorderkante des Stuhles sitzend und nicht irgendwie angelehnt wie ein Schluck Wasser in der Kurve. Der Rücken muss gerade sein, die Beine sind so weit geöffnet, dass die Füße, die übrigens genau nach vorne zeigen sollen, etwa auf Schulterbreite fest auf dem Boden stehen und die Hände liegen auf den Kniescheiben. Dann macht man dasselbe wie oben beschrieben.
Und für die, die schon Yoga machen und das noch nicht kennen, gilt: wenn ihr einen richtigen Lotus-Sitz hinbekommt, dann macht das natürlich in selbigen. Aber nur, wenn der auch perfekt klappt. Und ich meine einen richtigen Lotus-Sitz und KEINEN Schneidersitz. Da kann man sich besser auf einen Stuhl setzen, um die vollkommene Atmung zu trainieren.

- **Praktische Übung 2**

Die zweite praktische Übung aus der schönen Welt der yogischen Atem-Techniken ist die Wechselatmung oder, wie im Sanskrit benannt, die ´Nadi Shodhana Pranayama´. Sie gilt als Universalmittel um die Atmung zu verbessern und gleichzeitig wirkt sie sich auf den gesamten Organismus und auch auf den Geist positiv aus. Ich werde hier jetzt nicht in den Bereich der Esoterik abdriften, nur so viel sei gesagt: auch die Zweifler am großen Nutzen des Yogas auf alle Lebensbereiche, diejenigen also, die meinen, der positive Effekt des Yoga sei in erster Linie der Autosuggestion geschuldet und dafür seien sie schließlich absolut unempfänglich, lege ich nahe, die Übung einfach mal einen Monat lang zu machen.

Man muss nicht an den positiven Effekt glauben, damit sich dieser auch einstellt! Sollten die Zweifler auch nach einem Monat mit dieser Übung immer noch an ihr zweifeln, gebe ich gerne mal ein, zwei Bierchen aus, wenn die Zweifler in der Nähe sind.

Die Übung geht wie folgt:

- Schritt 1: einmal richtig tief ein- und wieder ausatmen – durch die Nase natürlich.

- Schritt 2: das linke Nasenloch mit einem Finger zudrücken. Das macht man natürlich nicht, indem man sich den Finger tief in die Nase bohrt, sondern indem man mit leichtem Druck von der Seite auf den Nasenflügel drückt. Durch das rechte Nasenloch wird jetzt lang und tief eingeatmet.

- Schritt 3: Ist das Einatmen zu Ende, tauscht man die Nasenlöcher, also drückt jetzt das rechte zu und atmet durch das linke Nasenloch lang und gleichmäßig wieder aus.

- Schritt 4: Ist die Ausatmung zu Ende, dann BLEIBT DER FINGER AUF DEM RECHTEN NASENFLÜGEL und hält diesen Kanal geschlossen. Es wird durch das linke Nasenloch wieder eingeatmet!

- Schritt 5: Ist die Einatmung zu Ende, DANN WIRD DAS NASENLOCH WIEDER GEWECHSELT. Das linke wird zugehalten, während jetzt wieder rechts ausgeatmet wird.

- Schritt 6: Jetzt geht der Turnus von vorne los. Der Finger BLEIBT AUF DEM LINKEN NASENFLÜGEL und es wird rechts wieder eingeatmet.

UND SO WEITER. Es ist enorm wichtig, das man daran denkt, durch jedes Nasenloch ein- und wieder auszuatmen und den Wechsel richtig – also genau wie beschrieben – macht. Sonst hat diese Übung eine ganz andere Wirkung.

Also nochmal: rechts ein – Wechsel – links aus – links ein – Wechsel - rechts aus
– rechts wieder ein – Wechsel – links aus – links wieder ein und so weiter.
Diese Übung ist perfekt, wenn man sie direkt nach dem Aufstehen macht. Es
reichen täglich etwa 5 bis 10 Minuten. Aber auch direkt vor einem langen
Dauerlauf, besonders einem Wettkampf wie einem Marathon, wirkt diese
Übung Wunder. Wichtig ist nur, dass man dabei nicht hetzt, sondern wirklich
schöne, bewusste, lange und tiefe Atemzüge macht.
Das ist sozusagen wie Dehnübungen für die Atmung, erhöht die Kapazität der
Lunge und ist gut für den ganzen Organismus und hält auch den Geist in
Balance. Für Läufer hat diese Übung – regelmäßig ausgeführt - noch einen
besonderen Effekt: neben dem Training einer besseren und tieferen Atmung,
werden auch noch beide Luftkanäle durch die Nase gleichmäßig beansprucht.
Vielleicht hat der ein oder andere schon mal bei sich festgestellt, dass man
meistens nicht durch jedes Nasenloch gleich gut Luft bekommt. Das ist bei
vielen Menschen so. Mit dieser Übung wird das mittelfristig garantiert besser.
Und P.S.: die Übung hilft auch bei brachialen Schnarch-Problemen.

3. Atmen ist kein Wettkampf

Zum Schluss dieses Teils noch ein kleiner Tipp: wenn ihr Atem-Übungen – egal
welcher Art – macht, dann macht sie bitte nicht so, als sei das ein Wettbewerb
im Weitpinkeln. Es geht nicht darum, wer am längsten Luftholen kann oder die
meiste Luft aus einem Raum saugen kann oder wer am längsten die Luft
anhalten kann. Damit schadet ihr eurer Atmung. Macht die Atemzüge immer
lang und tief – das ist schon richtig – aber nicht so, dass es anfängt weh zu tun
oder ihr Sternchen vor den Augen sehen könnt.
Nutzt 80 bis 90 Prozent dessen, was möglich ist. Der Effekt stellt sich besonders
durch die regelmäßige Übung ein. Ihr werdet sehen, dass ihr beim Laufen viel
besser eure Atmung kontrollieren könnt, mehr Sauerstoff pro Atemzug – und
damit mehr Leistungsenergie – in den Körper leiten könnt und euch auch
besser auf den Lauf selber fokussieren könnt. Denn wenn die Atmung optimal
funktioniert, ist der Lauf garantiert doppelt so schön.

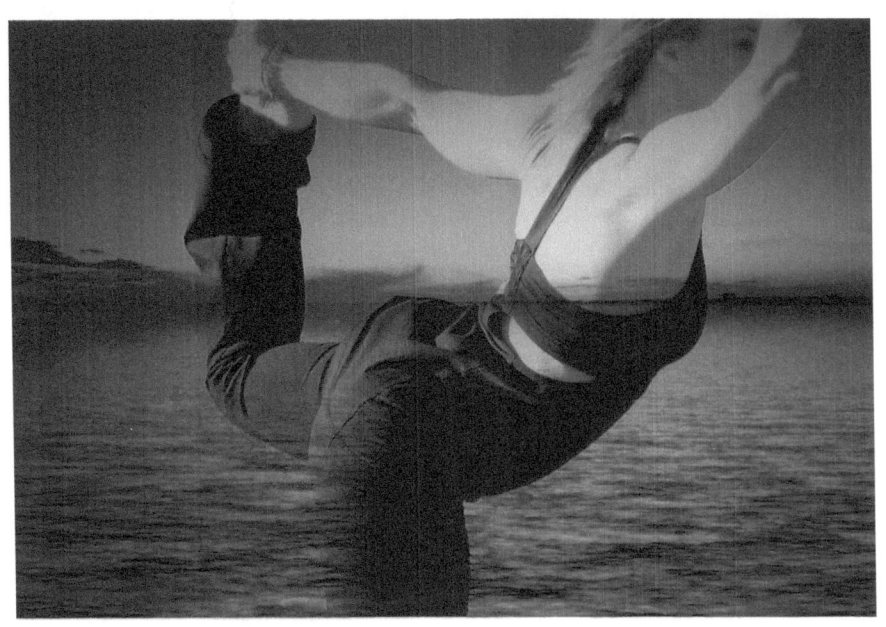

Laufen und Yoga: Teil 3 – die Bewegung

Im dritten Teil dieser Artikelserie geht es jetzt um das, was der Laie gemeinhin vom Yoga kennt und wahrscheinlich schon mal irgendwo gesehen hat: die Bewegung beziehungsweise die Positionen im Yoga. Erörtern möchte ich hier deren positive Effekte auf das Laufen und den Menschen an und für sich. Natürlich kann man damit mehrere Bücher füllen, also versuche ich mich so kurz wie möglich zu fassen.

Yoga – was ist das?

Zunächst sollten wir hier einige Begrifflichkeiten klären, damit nicht nachher ein Shitstorm über mich hereinbricht, ausgelöst von denen, die bereits Yoga praktizieren. Wenn ich im Folgenden vom Yoga spreche, meine ich damit die klassische Form des Hatha-Yoga. Denn der Yoga ist im Indischen ein System aus mehreren Bereichen wie Philosophie, religiöse Meditation, Wissenschaft etc. Nur ein Teil des indischen Yogas ist auch tatsächlich ein körperlicher, nämlich der sogenannte Hatha. Im Westen hat sich dieser durchgesetzt und wird gemeinhin als der Yoga bezeichnet. Der Einfachheit halber werde ich das in diesem Text auch so halten, auch wenn es nicht ganz korrekt ist.

Der körperliche Teil des Yoga im indischen Philosophiesystem ist darauf ausgerichtet, den Körper so perfekt wie möglich darauf vorzubereiten, dass er in tiefe Meditation und damit in spirituelle Ebenen transzendieren kann. Ich weiß, der ein oder andere Läufer stöhnt jetzt schon auf, wenn er das hört. Ich muss das aber kurz erklären.

Denn das ist das oberste Ziel im klassischen indischen Yoga. Aber natürlich ist dieses auch nur einer Elite vorbehalten, nämlich den Yogis. Die machen auch nichts anderes, als sich darauf vorzubereiten und zu konzentrieren. Ein großer Teil der restlichen Inder praktiziert trotzdem Yoga, einfach, weil er unglaublich gesund ist.

Der Yoga wird vom Laien im Westen oft fälschlich für eine indische Form der Gymnastik gehalten, die seit den Beatles erst Einzug in die Hippie-Kommunen und nachher in die Sportstudios der Besserverdienenden gehalten hat. Das mag auf den ersten Blick auch wirklich so scheinen, ist aber grundlegend falsch. Yoga ist weder eine schicke Gymnastik noch ist er eine pseudospirituelle Wissenschaft. Beim körperlichen Aspekt des indischen Yoga geht es vielmehr darum, dass der gesamte Organismus zu Höchstleistungen bereitgestellt wird. Die ganzen komischen Positionen haben nur den einen Zweck: dass alles im Körper optimal mit Blut und damit mit Sauerstoff versorgt wird.

Stellt Euch einen Wasserschlauch vor, der im Sommer monatelang kreuz und quer durch den Garten gezogen wurde. Dieser verdreht sich, bekommt Knicke und so weiter. Irgendwann kommt nur noch ein Bruchteil der Wassermaße vorne raus als zuvor. Warum? Das Wasser kommt zwar mit dem gleichen Druck aus dem Hahn wie zuvor, kann aber durch diesen verkrüppelten Schlauch nicht mehr richtig fließen. Was tut man dann? Genau! Man rollt den Schlauch einmal wieder richtig auf und dreht die Verdrehungen und Knicke heraus. Und genau das macht der Yoga auch – sehr vereinfacht ausgedrückt.

Die verschiedenen Positionen im Yoga werden immer in Kombinationen ausgeführt, das heißt, man macht nicht nur eine, sondern immer eine Reihe hintereinander. Diese Kombination schließt normalerweise immer den ganzen Körper mit ein. Wenn man es für die Läufer verständlicher machen will: wenn man einen Muskel lange in die eine Richtung bewegt hat, muss man hinterher gegendehnen.

In einer Yogastunde, in der der Lehrer sein Handwerk versteht, macht man das auch. Das hat dann durchaus etwas mit Gymnastik zu tun. Der Körper wird in alle Richtungen gezogen, gedehnt, gestreckt und gestaucht. Der Unterschied zur Gymnastik ist aber, dass die Positionen im Yoga perfekt sind. Keine andere Übung hat den Effekt, wie eine bestimmte im Yoga. Außerdem kann man in den meisten Yogapositionen auch einige Minuten verharren. Das gibt dem Körper die Zeit, die er braucht, damit er auch einen optimalen Nutzen davon hat. Und man unterstützt die Position außerdem noch mit einer bewussten Atemtechnik (siehe Teil 2 der Artikelserie).

Alles fließt wieder

Von der Sohle bis zum Scheitel: alles wird bei einer richtigen Yoga-Session mit einbezogen. Der ganze Körper wird einmal durchgeknetet. Interessanterweise hat die berühmte Thai-Massage ihren Ursprung auch im Yoga. Nur beim Yoga massiert man sich eben durch die komplexen Positionen selber. Der Effekt ist aber weitaus größer als bei einer Massage. Beim Yoga werden auch das Skelett und die Gelenke miteinbezogen – neben der Oberflächen- und Tiefenmuskulatur. Somit arbeitet der ganze Organismus danach besser.

Kleine, tiefsitzende Muskeln, welche vorher verspannt waren und somit auf die Blutgefäße gedrückt und den Blutfluss negativ beeinflusst haben, sind wieder entspannt. Dasselbe gilt für die Nervenbahnen. Alles fließt wieder optimal. Nebenbei hat man noch die Gelenke und die Muskulatur gestärkt und einige Positionen massieren sogar sanft die inneren Organe wie den Verdauungstrakt, die Leber oder die Nieren. Durch die bewusste, tiefe Atmung in den Positionen hat man den Effekt eben noch gesteigert.

Was hat der Läufer denn nun davon?

Ein indischer Yogi macht diese Übungen eben nur aus einem Grund: damit die Versorgung des Gehirns mit Blut und das Nervensystem von den Zehen bis in das Gehirn perfekt arbeiten können. Denn nur dann ist der Körper auch dazu im Stande, einem Geist ein geeigneter Aufenthaltsort zu sein, der überhaupt in der Lage dazu ist, zu transzendieren. Aber was hat das mit dem Laufen zu tun? Ganz einfach: ein System aus Übungen, die den Körper trainieren, dass er perfekt arbeitet, kann vor allem ein Dauerläufer gut gebrauchen. Wenn vom Scheitel bis zur Sohle alles im Körper rund läuft, tut es der Läufer auch.

Wenn man als Läufer regelmäßig Yoga macht, ist dies außerdem der ideale Ausgleich zu seinem Lauftraining. Jeder Läufer weiß ja, dass der Körper auch mal Ruhe braucht. Er braucht einen Ausgleich zu der massiven Anstrengung des Dauerlaufs. Und der perfekte Ausgleich ist eben der Yoga. Bis auf einige wenige total verwestlichte Spielarten des Yoga (dazu später mehr) ist der klassische Yoga ruhig.

Normalerweise sollte der Puls dabei nicht steigen und wenn er es doch tut, sollte ein guter Yogalehrer danach in eine Ruheposition wechseln. Der Yoga ist also keine Anstrengung und damit schon mal geeignet für die Ruhephasen des Läufers. Außerdem kennt nur der Yoga die besten Dehnübungen für die Muskeln, die Knochen und die Gelenke, die sich ein Läufer nur wünschen kann. Da der Dauerlauf eine recht monotone Art der Bewegung ist, sind die komplexen Positionen im Yoga und deren Kombinationen, in denen der Körper in jede Richtung bewegt wird, die er auszuführen im Stande ist, die perfekte Ergänzung zur Körperlichkeit des Laufens an sich.

Haltung bewahren – im Alltag und beim Laufen

Ein weiterer Effekt des regelmäßig praktizierten Yoga ist, dass man eine wunderbar gerade Haltung bekommt. Und das meine ich nicht in dem Sinne, dass man dabei so aussieht als hätte man einen Stock verschluckt. Wenn man im Yoga von einem geraden Rücken spricht, meint man, dass sich die Wirbelsäule in ihrer natürlichen Haltung hält – und die ist natürlich nicht gerade wie ein Stock.

Durch das viele Sitzen tendiert der moderne Mensch allerdings dazu, seine Schultern und damit den ganzen oberen Bereich der Wirbelsäule zu sehr nach vorne fallen zu lassen. Der Yoga korrigiert das mittel- und langfristig wieder. Das kommt natürlich auch dem Läufer entgegen, denn wenn man beim Laufen seinen Oberkörper zu weit nach vorne geschoben hat, ist dieser nicht mehr im idealen Schwerpunkt. Das macht den Lauf nur noch anstrengender, als er sowieso schon ist. Die Positionen im Yoga, in denen die Beine involviert sind, sorgen außerdem für eine korrekte Bein- und damit Fußhaltung.

Viele Menschen laufen mit leicht nach außen gestellten Fußspitzen (Entengang). Auch wenn man das beim Dauerlauf fast automatisch korrigiert, ist es doch sinnvoll, auch im Alltag korrekt zu laufen. Schließlich ist der Fuß das Fundament, auf dem der ganze Körper ruht und sich bewegt. Wenn die Füße also schon nicht richtig stehen, wie soll sich dann der ganze Körper darauf halbwegs zufrieden balancieren?

Liebe laufende Gemeinde! Ihr müsst es also auch einsehen: der Yoga ist nicht nur ein Allheilmittel für eine bessere Lebensqualität im Alltag, sondern hat ganz besondere Vorzüge für jeden ambitionierten Läufer am Start. Wirklich, ich garantiere Euch, dass Yoga euer Leben verändern wird und eure Laufleistungen noch optimiert. Laufen und Yoga sind wie ein perfektes Team, welches aus einem ruhigen, besonnenen Denker und aus einen tatfreudigen, kaum zu haltenden Hans-Dampf besteht. Und zusammen sind die beiden einfach ein unschlagbares Team.

Praktische Tipps: Wie und wo finde ich einen geeigneten Lehrer?

Eines vorweg: wer jetzt eine genaue Anleitung für ein einstündiges Yogaprogramm samt detaillierter Beschreibung der Positionen mit ihren Vorzügen und positiven Effekten auf Körper und Geist erwartet, kann an dieser Stelle direkt aufhören zu lesen. Das würde hier nicht nur den Rahmen total sprengen, sondern entspricht auch nicht meiner Überzeugung. Es gibt zwar unzählige Bücher über Yoga, welche reich bebildert ein Yogaprogramm fürs Wohnzimmer näher zu bringen versuchen – aber das ist alles Mist.

Gerade Anfängern rate ich, NIEMALS Yoga nur aus einem Buch lernen zu wollen. Das geht nicht. Man kann einfach viel zu viel falsch machen. Und falsches Yoga hat den gegenteiligen Effekt und die Gesundheit wird nicht besser, sondern verschlechtert sich mit an Sicherheit grenzender Wahrscheinlichkeit. Tut das bitte nicht! Ein Anfänger sollte IMMER unter Anleitung eines erfahrenen Lehrers seine Übungen machen, bis er diese beherrscht. Dann kann man das auch alleine weiterführen. Ich werde hier deshalb jetzt wirklich nur ein paar gut gemeinte Ratschläge geben. Mehr kann ich an dieser Stelle leider nicht tun.

Der geeignete Yoga-Lehrer

Wer sich jetzt mit den Gedanken des Artikels auseinander gesetzt hat und Lust bekommen hat, das mit dem Yoga doch mal ausprobieren zu wollen, rate ich, sich eine für ihn oder sie passende Yogaschule in der Nähe zu suchen. Die gibt es ja mittlerweile in jedem Dorf und auch private Yogalehrer schießen seit ein paar Jahren wie Pilze aus dem Boden. Nicht alle, wissen was sie da tun, aber es gibt auch wirklich viele gute. Es ist halt wie überall sonst im Leben auch: es ist nicht alles Gold, was glänzt. Oder: es ist nicht alles Yoga, was nach Räucherstäbchen riecht.

Einen guten Yogalehrer erkennt man nicht an Äußerlichkeiten. Ein verklärter Blick, ein ständig entrücktes Lächeln, wallende weiße Gewänder und Räucherstäbchen vor einer Ganesha-Statue machen noch lange keinen Yogi! Es gibt leider viele westliche Yogis, die denken, dass gehöre unbedingt dazu. Ich persönlich bin da anderer Meinung.

Aber wem es gefällt, der kann das gerne so machen. Schaden tut es sicherlich nicht. Ich denke aber, auf den ambitionierten Läufer wirkt dieses Getue und Gewese eher befremdlich. Es gibt aber nicht nur die sogenannte Räucherstäbchenfraktion unter den Yogis, sondern auch die Puristen. Die muss man meistens nur etwas länger und besser suchen.

Die Probestunde - Traut Euch!

Wenn ihr dann eine Yogaschule gefunden habt, aus der ihr nicht direkt wieder rückwärts raus rennen wollt, dann sprecht einfach mal mit dem dort tätigen Lehrer. Verschafft Euch einen persönlichen Eindruck. Jede seriöse Yogaschule lädt Euch dann zu einer kostenlosen Probestunde ein. Dieses Angebot könnt ihr auch ohne Bedenken annehmen. Und bitte denkt dann nicht: ach, ich mach mich ja hier bestimmt zum totalen Vollhonk, die können das bestimmt alle viel besser als ich.

Was ist, wenn ich mittendrin laut furzen muss? Warum grinsen mich die anderen so nett an? Hier stimmt doch etwas nicht! Und so weiter. Liebe Leute! Macht einfach mal mit. Die meisten können das auch nicht besser als ihr, weil der Yogalehrer Euch bestimmt nicht bei den Fortgeschrittenen mitmachen lässt, damit die was zu lachen haben. Die anderen Teilnehmer grinsen übrigens nur so nett, weil das im Yoga nun mal so üblich ist. Und wenn ihr mittendrin aus Versehen laut furzt, ist das auch nicht weiter schlimm. Da seid ihr nicht die ersten und sicherlich nicht die letzten, denen das je passiert ist. Das gehört dazu.

Welche Art von Yoga ist die beste?

Jetzt stellt sich natürlich noch die Frage, welche Art von Yoga ihr überhaupt machen wollt. Wenn ihr gleich mal nach Yogaschulen in erreichbarer Nähe googelt, dann steht ihr als blutige Anfänger wahrscheinlich schon wie ein Ochs vorm Berg. Wer einfach nur mal Yoga ausprobieren will und die unterschiedlichen Namen und Bezeichnungen liest und rein gar nichts davon versteht, hat eigentlich schon keine Lust mehr.

Das kommt einem nicht spanisch, sondern sehr sonderbar und vor allem elitär vor. Verständlich. Mit Worten wie Bikram-Yoga, Ashtanga-Yoga, Kundalini-Yoga, Acro-Yoga, Jnana-Yoga, Iyengar-Yoga, Power-Yoga, Lach-, Hormon- oder Aurafarben-Yoga kann kein normaler Mensch etwas anfangen. Ihr müsst Euch jetzt aber mal im umgekehrten Falle fragen, wie das Läufer-Latein auf einen Yogi wirkt. Genau!

Die meisten komisch klingenden Yoga-Arten, die hierzulande angeboten werden, sind verwestlichte Spielarten des klassischen Hatha-Yoga. Bikram-Yoga zum Beispiel ist eine schneller ausgeführte, statisch festgelegte Übungsreihe, die in einem auf genau 42 Grad Celsius aufgeheizten Raum stattfindet. Dies zum Beispiel ist ein typisch auf die westlichen Bedürfnisse zugeschnittenes Yoga, welches die anspricht, die Yoga als Sport ansehen und es betreiben, um abzunehmen.

Für Ashtanga-Yoga gilt mehr oder weniger dasselbe, auch wenn man dabei nicht in der Sauna trainiert. Von Kundalini-Yoga rate ich unbedingt ab, auch wenn Euch andere etwas anderes erzählen werden. Das ist die Königsdisziplin und ist auch wirklich nur etwas für erfahrene Yogis. Wer das falsch trainiert, bekommt mit Sicherheit ein mentales Problem. Iyengar Yoga – benannt nach seinem indischen Schöpfer – ist für Läufer und Anfänger eine recht geeignete Form und gilt als sportlich, ist aber nicht zu schnell. Jnana-Yoga wird den meisten Läufern dagegen viel zu bedächtig und langsam sein.

Hier wird viel Wert auf das Spirituelle und so weiter gelegt. Acro-Yoga ist was für Pärchen, denn dafür braucht man für die Positionen zwei Leute. Und Lach-, Hormon- und Aurafarben-Yoga ist etwas für Menschen, die sich aus Langeweile mit Esoterik beschäftigen, bzw. was sie dafür halten.

Meiner Erfahrung nach sind diejenigen Yoga-Schulen am besten für ´normale´ Menschen geeignet, welche diese elitären Bezeichnungen vermeiden. Hier wird Yoga nach Tagesform gemacht und nicht alles tot theoretisiert. Hier wird einem nicht beim Erstgespräch etwas über die Einheit von Körper, Geist und Seele vorgeschwärmt oder einem indische Fachbegriffe um die Ohren gehauen. Hier wird man einfach eingeladen, unverbindlich mitzumachen.

Das spricht meistens für den unterrichtenden Lehrer, weil er sich nicht hinter schicken Bezeichnungen verstecken muss. Ich persönlich ziehe es vor, mich so wenig wie möglich belehren und indoktrinieren zu lassen. Selbst ein Läufer, möchte ich beim Yoga einfach machen und loslegen. Aber das, wie gesagt, in meinen Erholungsphasen. Ich will mich beim Yoga nicht auch so sehr verausgaben müssen, dass ich am nächsten Tag einen Muskelkater mit mir herumschleppe. Aber der Yoga soll auch nicht so entspannt sein, dass ich bei Räucherstäbchenduft und Sitar-Klängen im Hintergrund in der Hälfte der Stunde einfach wegpenne.

Wie gesagt, schaut Euch einfach einmal in Ruhe um und nehmt hier und da an einer Probestunde teil. Und schon ziemlich bald könnt ihr Euch selber ein Urteil darüber erlauben, was für Euch als Läufer in den Erholungsphasen am besten geeignet ist. Vielleicht ist der Yoga ja auch gar nichts für Euch? Allerdings wage ich das stark zu bezweifeln. Denn Yoga ist gerade für Läufer schon ziemlich klasse.

Buchempfehlungen

Praxistipps NLP

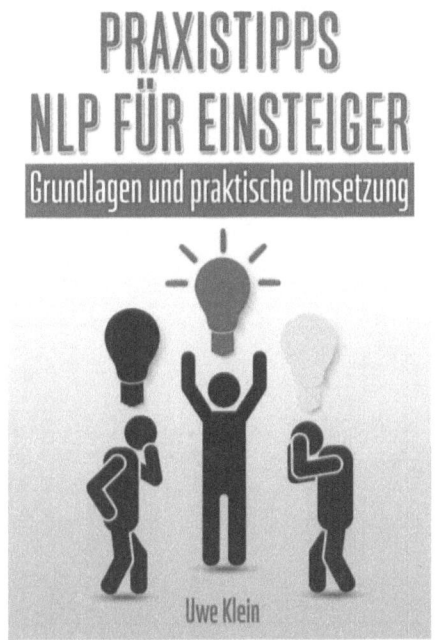

Praxistipps Meditation für Einsteiger

Grundlagen und
praktische
Anwendung

Uwe Klein

84

Impressum

Geschäftsanschrift Herausgeber:

Uwe Klein

Libanonstrasse 85
70186 Stuttgart

mail@marketing-tipps24.info

DISCLAIMER

Die Inhalte dieses Buches wurden mit größter Sorgfalt erstellt. Für die Richtigkeit, Vollständigkeit und Aktualität der Inhalte können wir jedoch keine Gewähr übernehmen.

Dieses Buch enthält Links zu externen Webseiten Dritter, auf deren Inhalte wir keinen Einfluss haben. Deshalb können wir für diese fremden Inhalte auch keine Gewähr übernehmen. Für die Inhalte der verlinkten Seiten ist stets der jeweilige Anbieter oder Betreiber der Seiten verantwortlich.

Die verlinkten Seiten wurden zum Zeitpunkt der Verlinkung auf mögliche Rechtsverstöße überprüft. Rechtswidrige Inhalte waren zum Zeitpunkt der Verlinkung nicht erkennbar. Eine permanente inhaltliche Kontrolle der verlinkten Seiten ist jedoch ohne konkrete Anhaltspunkte einer Rechtsverletzung nicht zumutbar. Bei Bekanntwerden von Rechtsverletzungen werden wir derartige Links umgehend entfernen.

2. Auflage 2016